临床常见疾病的护理与预防

叶秋莲 等 主编

江西科学技术出版社

江西·南昌

图书在版编目（CIP）数据

临床常见疾病的护理与预防 / 叶秋莲等主编 . -- 南昌：江西科学技术出版社 , 2020.9（2024.1 重印）
ISBN 978-7-5390-7492-4

Ⅰ . ①临… Ⅱ . ①叶… Ⅲ . ①常见病 - 护理②常见病 - 防治 Ⅳ . ① R4

中国版本图书馆 CIP 数据核字 (2020) 第 158164 号

选题序号：ZK2020076

责任编辑：王凯勋

临床常见疾病的护理与预防
LINCHUANG CHANGJIAN JIBING DE HULI YU YUFANG
叶秋莲　等　主编

出版发行　江西科学技术出版社
社　　址　南昌市蓼洲街 2 号附 1 号
　　　　　邮编：330009　电话：（0791）86623491　86639342（传真）
经　　销　全国新华书店
印　　刷　三河市华东印刷有限公司
开　　本　880mm × 1230mm　1/16
字　　数　289 千字
印　　张　9.38
版　　次　2020 年 9 月第 1 版　2024年1月第1版第2次印刷
书　　号　ISBN 978-7-5390-7492-4
定　　价　88.00 元

赣版权登字：-03-2020-298

编 委 会

主 编 叶秋莲 姚玉玲 莫妍妍 夏陈云
李长征 吕柏雪 张艳云 李 烨

副主编 郭 姝 叶新媚 张艳艳 文锦香 于 婴
王永瑞 程晓霞 梅 林 杨宇卓 方 格

编 委 （按姓氏笔画排序）

于 婴 山西省中医院
王永瑞 郑州大学第二附属医院
文锦香 深圳市宝安区松岗人民医院
方 格 襄阳市中医医院（襄阳市中医药研究所）
叶秋莲 佛山市第一人民医院
叶新媚 广州市番禺区中心医院
吕柏雪 河南省中医药研究院附属医院
李 烨 中国人民解放军陆军第80集团军医院
李长征 深圳市龙华区人民医院
杨宇卓 漯河市中心医院
张艳云 河南中医药大学第一附属医院
张艳艳 郑州大学附属洛阳中心医院
姚玉玲 东莞市人民医院
莫妍妍 广东医科大学附属医院
夏陈云 南通市第一人民医院（南通大学第二附属医院）
郭 姝 山西白求恩医院 山西医学科学院
梅 林 襄阳市中医医院（襄阳市中医药研究所）
程晓霞 太原市精神病医院

前　言

护理学是综合自然科学和社会科学知识独立的应用性学科。随着医学科技的进步与发展，生活水平的提高，人民对医护服务的要求也不断提升。护理学的相关理论基础及更多人性化的护理方法不断更新，目的则是为了更好地服务患者。护理的服务对象是整体的人，护理是为人的健康提供服务的过程，护理程序是护理的基本方法，护理活动是科学、艺术人道主义的结合。为了适应当前临床护理学发展的形势，我们组织了工作在临床第一线，具有丰富临床经验的护理工作者，结合各自的经验和业务专长编写了此书。

本书涉及临床各系统常见疾病的护理，包括基础护理、呼吸内科疾病护理、消化内科疾病护理、泌尿系统疾病护理、血液内科疾病护理、心血管疾病护理、骨科脊柱疾病护理、神经症及癔症护理、妇科肿瘤护理、儿科护理、消毒供应室管理、护理管理等，内容丰富，重点强调临床实用价值。

本书借鉴了诸多护理相关临床书籍与资料文献，认真编写了此书。但由于编者编校水平有限，书中难免有错误及不足之处，恳请广大读者见谅，并给予批评指正，以更好地总结经验，以起到共同进步、提高临床护理水平的目的。

编　者

2020 年 9 月

目　录

第一章　基础护理

第一节　导尿技术

导尿是在无菌条件下，将无菌导尿管插入膀胱引出尿液的方法。导尿术常用于尿潴留、尿细菌培养或昏迷、休克、烧伤等危重患者，需准确记录尿量或做某些化验，以观察病情，如糖尿病昏迷时观察尿糖变化等。

一、目的

（1）采集无菌尿标本，作细菌培养。

（2）测量膀胱容量、压力和残余尿量，鉴别尿闭和尿潴留，以助诊断。

（3）为尿潴留患者放出尿液，解除痛苦。

（4）抢救休克及危重患者时，留置尿管，可记录尿量、尿比重，以观察肾功功能。

（5）为膀胱内肿瘤患者进行膀胱内化疗。

二、用物准备

治疗盘内放无菌导尿包（包内有：导尿管2根、血管钳2把、弯盘、药杯、液状石蜡棉球、洞巾、治疗碗、培养试管、纱布2块、棉球7个），治疗碗1个、血管钳1把、棉球数个、手套、橡胶单、治疗巾等。若为男患者导尿需另加纱布2块。

三、操作方法

（一）女患者导尿术

女性尿道短直，长约3 ~ 5 cm，有扩张性。尿道外口在阴蒂下方呈矢状裂。

（1）护士着装整洁、洗手、戴口罩。在治疗室备齐用物放在治疗车上，推至病员床旁，关闭门窗，用屏风遮挡，使其平卧，向患者说明目的，取得合作。

（2）操作者站于患者右侧，松开近侧床尾盖被，帮助患者脱去对侧裤腿，盖于近侧腿上，两腿屈曲外展，暴露外阴部。

（3）垫橡胶单、治疗巾于臀下，弯盘置会阴处。

（4）治疗碗置弯盘后，左手戴一次性手套，右手持血管钳夹紧消毒棉球，按自上而下，由外向内的顺序依次擦洗阴阜、大阴唇，用左手分开大阴唇，擦洗小阴唇，尿道口和肛门。一个棉球只用一次，脱去手套放于弯盘，将治疗碗、弯盘放于治疗车下层。

（5）置导尿包于患者两腿间并打开，夹0.5%碘伏棉球于药杯内，戴无菌手套，铺洞巾，使其与导尿包形成一无菌区。用液状石蜡棉球润滑导尿管前端放于碗内备用。

（6）弯盘置于会阴处，左手拇指、食指分开小阴唇，右手用血管钳夹 0.5% 碘伏棉球由内向外、由上向下分别消毒尿道口、小阴唇，每个棉球只用一次，弯盘移至床尾。

（7）将治疗碗放于洞巾旁，右手持血管钳夹导尿管，对准尿道口轻轻插入 4 ~ 6 cm，见尿液出后，再插入 1 cm，然后用左手距尿道口 2 cm 处固定尿管，使尿液流入碗内。

（8）需做尿培养时，用无菌试管接取尿液约 5 mL，放于适当处。

（9）导尿完毕，拔出导尿管置弯盘内，撤下洞巾，擦净外阴，脱去手套为患者穿裤，取合适的卧位。整理床单位，清理用物、做好记录，将尿标本贴好标签后送验。

（10）如需留置导尿管时，用胶布固定牢固，或使用双腔导尿管向囊腔内注入无菌生理盐水 10 ~ 15 mL，导尿管的管端连接无菌尿袋并固定于床旁。

（11）撤去屏风，开窗通风。

（二）男患者导尿术

男性尿道约 18 ~ 20 cm，有两个弯曲：即耻骨前弯和耻骨下弯，前弯能活动，下弯是固定的。有三个狭窄部：即尿道内口、膜部和尿道外口。导尿时必须掌握这些特点，才能使导尿顺利进行。

（1）备齐用物，携至病员床旁，向患者说明目的，取得合作，查对患者。关闭门窗，遮挡患者。

（2）患者仰卧，两腿平放分开，脱下裤子至膝部，露出会阴部，用毛毯及棉被盖好上身及腿部。

（3）操作者站于患者右侧，垫橡胶单、治疗巾于臀下，弯盘置会阴处。左手戴一次性手套，用纱布裹住阴茎提起并将包皮向后推，露出尿道口。

（4）右手持血管钳夹 0.5% 碘伏棉球自尿道口向外旋转擦拭消毒数次，注意擦净包皮及冠状沟，一个棉球只用一次。脱手套放于弯盘内，将弯盘放于治疗车下层。

（5）将导尿包置患者两腿之间打开，夹取 0.5% 碘伏棉球于药杯内，戴手套、铺洞巾，润滑导尿管前端。左手用无菌纱布包裹阴茎并提起与腹壁成 60° 角，将包皮后推，露出尿道口，用消毒棉球消毒尿道口及龟头。

（6）右手持血管钳夹导尿管，轻轻插入 20 ~ 22 cm，见尿液流出，再插入 1 ~ 2 cm，左手固定尿管，尿液流入治疗碗内。

（7）如插管过程中有阻力，可稍停片刻，嘱患者深呼吸，徐徐插入，避免暴力，以免损伤尿道黏膜。

（8）如做尿培养，取 5 mL 尿液于无菌试管内，放于稳妥处。

（9）尿导完毕，将导尿管慢慢拔出并置于弯盘中，倒掉尿液、撤下洞巾，用纱布擦净外尿道口及外阴部。

（10）如需留置导尿管时，用胶布固定牢固，或使用双腔导尿管向囊腔内注入无菌生理盐水 10 ~ 15 mL。导尿管的管端连接无菌尿袋并固定于床旁。

（11）脱手套，整理用物，撤去橡胶单、治疗巾，帮助患者穿好裤子，取合适的位置，整理床单位。做好记录，将尿标本贴好标签后送检。

（12）撤去屏风，开窗通风。

四、注意事项

（1）必须严格执行无菌操作原则，用物严格消毒灭菌，以防医源性感染。

（2）持导尿管的无菌。一经污染必须更换。为女患者导尿时，如误入阴道，应更换导尿管。

（3）选择光滑、粗细适宜的导尿管，插管动作要轻、慢，以免损伤尿道黏膜。

（4）若膀胱高度膨胀，患者又极度衰弱时，第一次放尿不应超过 1 000 mL。因大量放尿，可导致腹腔内压力突然降低，大量血液滞留于腹腔血管内，引起血压突然下降而产生虚脱。另外，膀胱突然减压，可引起膀胱黏膜急剧充血发生血尿。

（5）测定残余尿量时，先嘱患者自解小便，然后导尿。剩余尿量一般为 5 ~ 10 mL，如超过 100 mL，可考虑留置导尿管。

（6）留置导尿管时，每日用 0.2% 碘伏棉球擦洗 1 ~ 2 次，每天更换无菌尿袋，每周更换导尿管 1 次（双腔尿管 20 ~ 30 天更换 1 次）。

（7）做尿培养时，应留取中段尿于无菌试管中送检。

第二节　留取化验标本

临床检验是诊断疾病的重要措施之一。它是应用物理、化学方法对患者的血液、大小便、分泌物以及体液等，进行科学的，有目的的检验，以观察、了解疾病发生与发展情况，为诊断和治疗提供可靠的依据、要取得正确的检验结果，不仅要了解检验的目的、意义和方法，并需根据检验目的，备好留取标本的容器，用正确的方法采取检验标本。

一、尿的留取

（一）常规尿标本

1. 目的

检查尿的颜色、透明度、密度、酸碱度、糖、蛋白质、红细胞、白细胞、管型等。

2. 方法

（1）清洁尿标本瓶（尿杯）一个。

（2）将化验单附页贴于标本瓶上。

（3）取 100 ~ 150 mL 新鲜尿液放于标本瓶中。

（4）看病同时带到医院，行化验检查。

3. 注意点

（1）标本瓶一定要清洁，留取新鲜尿液送检。

（2）收集尿液时忌与大便混合，以免影响检查效果。

（3）女患者行经期不收取尿标本，如特别需要时可以到医院导尿采收尿标本。

（4）昏迷患者留尿时，可估计小便时间，接上便壶留尿。

（二）24 h 尿标本

1. 目的

留尿进行各项化学定量检查，由于每次排出尿液的成分各不相同，故而留 24 h 尿液检查。可用于测定尿酸、尿氨、肌酸、肌酐、尿钾、钠、氯、钙、糖定量、蛋白定量、尿中儿茶酚胺定性或定量，检查 17– 酮类固醇、17– 羟类固醇等。常用的是留 24 h 尿液浓缩查结核杆菌或培养。

2. 方法

（1）要了解留尿的目的，以便准确留取尿标本。

（2）备清洁带盖容器一个，不能下床者备清洁便盆或便壶。

（3）容器上注明留尿目的和起止时间。

（4）开始留尿时（如早 8 时）先嘱患者排空膀胱，将尿弃去，以后的尿全部倒入容器内，至结束时（次晨 8 时）再排空膀胱，将尿倒入容器内。

（5）留完 24 h 尿后，混匀，测量总尿量并记录在化验单上，然后取出 100 mL 送验。需浓缩查结核杆菌者可送部分沉渣。

3. 注意点

（1）留 24 h 尿标本时应注意掌握尿液的防腐，使之既能达到抑制细菌生长的目的又不影响其理化性质。要根据不同要求，加入防腐剂。

（2）注意尿标本不要被尿道分泌物或粪便污染，以免影响检验结果。

（3）标本放阴凉处保存。

（4）如观察出入量者，需记录尿总量。

(三)特殊尿标本

1. 尿三胆或尿酮体

(1)目的

①检查尿中的尿胆原、尿胆素及胆红素，多用于黄疸鉴别诊断。

②检查尿中的酮体。

(2)方法

①准备清洁尿标本瓶一个。

②写明日期及检查物，将化验单附页贴于标本瓶上。

③取 100 ~ 150 mL 新鲜尿液放于标本瓶中。

④看病同时带到医院送化验检查。

(3)注意点

①标本必须为新鲜尿液。

②留后即刻送检，以保证结果准确。

③留取尿胆原试验标本，应放在室温为 20℃左右处。

④留取标本前应禁服磺胺药物。

⑤尿标本应防止与甲醛相混，以免影响检查结果。

2. 尿肌酐肌酸

(1)目的

留取 24 h 尿液，用于测定尿肌酐肌酸定量。

(2)方法

①食用 3 天低蛋白饮食。

②第 3 天晨 8 时起依法留取 24 h 尿。

③第 4 天晨 8 时空腹取血并完成 24 h 尿，在化验单上注明总尿量。

④取 100 mL 连同化验单送检。

(3)注意点

①患者需了解检查目的、方法及注意点。

②标本放阴凉处。

③记出入量者，记录总尿量。

3. 尿生化

(1)目的

留尿进行对钾、钠、钙、磷的定量检查。

(2)方法

①容器外贴标签注明起止时间及化验项目。

②患者要了解检查目的及方法。

③清洁带盖容器内放甲苯 10 mL。

④开始先排空膀胱弃之，记录时间，以后 24 h 的尿均留于容中，至终止时间，化验单上注明总尿量。

⑤ 24 h 总尿量摇匀后取 100 mL 送检

(3)注意点

①标本放阴凉处，并根据要求在尿内加入防腐剂。②大便前先排尿保留之。③有出入量记录者应记录尿总量。

二、大便的留取

(一)常规标本

1. 目的

取少量粪作物理检查和镜检。

2. 方法

（1）备齐蜡纸盒，竹签及化验单，贴附页于蜡纸盒上。

（2）取新鲜粪便装入蜡纸盒内，将盒盖严。

（3）将标本连同化验单送检。

（4）标本量为蚕豆大小。

3. 注意点

（1）蜡纸盒需干燥。

（2）不可与尿相混。

（3）取异常部分，如有脓、血、黏液处。

（二）潜血标本

1. 目的

留取少许粪便检查潜血。

2. 方法

（1）备齐蜡纸盒，竹签及化验单，贴附页于蜡纸盒上。

（2）取新鲜粪便装入蜡纸盒内，将盒盖严。

（3）取异常部分，标本量为蚕豆大小。

（4）将标本连同化验单送检。

3. 注意点

（1）蜡纸盒应干燥，清洁。

（2）不可与尿相混。

（3）取异常部分，特别是有血液部分。

（4）患者在检查前 3 天禁食肉类、肝、血、大量叶绿素等食物及含铁剂药物，以免出现假阳性。

（三）寄生虫及虫卵标本

1. 目的

留取粪便检查驱虫数目或收集虫卵标本。

2. 方法

（1）选用清洁便器并贴好化验单。

（2）留取寄生虫标本，多在服驱虫药后收集标本。驱绦虫者，患者必须选择舒适位置排便，不要用手拉已排在肛门外的虫体以免拉断，造成虫头不能排出。便后应立即与医师联系，检查绦虫头。若第一次大便未见虫头，应留第二次粪便备检。

（3）检查寄生虫卵时应采取不同部位的标本送检，尽量挑选带血及黏液部位。

（4）服用驱虫药后或作血吸虫卵化检查，应留取全部粪便立即送检。

（5）检查阿米巴原虫时，应先用 37℃左右热水将便盆加温，便后连同便盆立即送检。

3. 注意点

（1）患者及家属要了解标本收集的项目及操作方法。

（2）标本需立即送检。

三、痰的留取

（一）常规痰标本

1. 目的

做细菌、寄生虫卵、瘤细胞或螺旋体等检查。

2. 方法

（1）备贴有化验单附页的蜡纸盒一个。

（2）清晨患者先漱口，再深吸气后咳痰于蜡纸盒内。

（3）留痰后连同化验单及时送检。

3. 注意点

（1）患者要了解检查目的，方法及注意事项以使标本符合要求。

（2）留取清晨第一口痰，但不可吐进唾沫，漱口水或鼻涕。

（二）培养标本（真菌、霉菌标本）

1. 目的

做细菌培养。

2. 方法

（1）备无菌培养盒（瓶）及化验单。

（2）患者要了解检查目的及方法。

（3）晨起用多贝尔液漱口，再用清水漱口，清除口腔内杂菌。

（4）深吸气，咳出深部的痰，吐入无菌培养盒内盖好，贴好化验单附页。

（5）痰标本连同化验单送细菌室作培养。

3. 注意点

（1）留痰标本时不可吐入唾沫，漱口水及鼻涕。

（2）勿用手或物品触及无菌盒（瓶）内部。

（3）勿随意打开培养盒。

（4）送检途中注意培养盒平放，不可将底与盖倒置。

（三）24 h 痰标本

1. 目的

根据病情需检查 24 h 全量痰。

2. 方法

（1）患者要了解检查目的、方法及注意事项。

（2）备好痰杯或大口玻璃瓶。

（3）在痰杯或大口玻璃瓶上贴好化验单附页，注明日期及起止时间。

（4）留 24 h 全量痰连同化验单送检。

3. 注意点

（1）不可将漱口水、唾液吐入痰杯内。

（2）如需记录痰量者，最好用有刻度的痰杯记录后送检。

（3）必须将全天的痰全部吐入痰杯内。

第三节　隔离技术

隔离是将传染源（传染患者和带菌者）和高度易感人群安置在指定的地方，暂时避免和周围人群接触。对前者采取传染源隔离，防止传染病病原体向外传播；对后者采取保护性隔离，保护高度易感人群免受感染。

一、隔离的目的

任何一种传染的流行都需具备三个环节：传染源，传播途径和易感人群。要控制感染的发生，就必须阻断感染链的形成，中断感染的简单、直接、有效的方法是应用各种屏障技术切断传播途径，这些技术措施之一就是隔离技术。

隔离的目的是通过隔离技术防止微生物在患者、工作人员和媒介物中扩散，最终控制和清除传染源。

二、隔离病区的管理

（一）隔离区的设置

隔离区与普通区应分开设置，远离食堂、水源和其他公共场所。隔离区域应有工作人员更衣、换鞋的过渡区，并备有足够的隔离衣、口罩、帽子、手套等必需品，还应有单独的接诊室、观察室、卫生处置室、化验室、熏蒸消毒室、消毒箱及污物处置炉、污水净化池等，以防病原体污染环境及水源，导致传染病的蔓延。

应尽可能使每位患者有单独的病房与盥洗室，也可同病种的患者住同一病室，与其他病种相隔离。凡未确诊或已确诊的混合感染及危重患者具强烈传染性者，应安排单独隔离。

（二）工作区的划分

在传染病区内，根据患者接触与否将病区分为清洁区、半污染区及污染区。

1. 清洁区

凡患者不进入、未被病原体污染的区域为清洁区，如医护办公室、治疗室、值班室、配餐室等。

2. 半污染区

有可能被污染的区域，如走廊、检验室等。

3. 污染区

患者直接或间接接触的区域为污染区，如病房、患者盥洗间、厕所等。

（三）隔离原则

（1）根据隔离种类：在病房或病床前挂隔离标志，并采取相应的隔离措施，如门口的消毒脚垫、门外的刷手池、消毒泡手用具及隔离衣悬挂架等。

（2）工作人员进入隔离室：应按规定戴口罩、帽子，穿隔离衣，且只能在规定的范围内活动。护士进入隔离室做治疗护理前，应备齐用物并周密计划、集中护理，以减少穿脱隔离衣和刷手的次数。

（3）凡患者接触过的物品或落地的物品

应视为污染，消毒后方可给他人使用。患者的衣物、稿件、钱币等，应经熏蒸消毒后方可交家属带回。患者的排泄物、分泌物、呕吐物，须经消毒处理后方可排入公共下水道。

（4）在严格执行隔离要求的同时：对患者还要注意热情和关心，以免患者在心理上产生恐惧或由于隔离而出现孤独、自卑。向患者及家属解释隔离的重要性及暂时性，以取得他们的信任与合作。

（5）患者的传染性分泌物：三次培养的结果均为阴性或已度过隔离期，经医嘱方可解除隔离。

（四）终末消毒

终末消毒是对出院、转科或死亡患者及其用物、住院病室和医疗器械进行的消毒处理。

（1）患者沐浴后换上清洁衣服才能迁入非隔离病室或出院，个人用物须经消毒后方能带离隔离病区。如患者死亡，用消毒液作尸体护理，填塞口、鼻、耳、阴道、肛门等孔道的棉花要浸透消毒液，用一次性尸单包裹尸体。

（2）病室单位：被服放入污物袋，消毒后再清洗；棉絮抖开，床垫、枕芯竖放，打开抽屉、柜门，紧闭门窗后用消毒液熏蒸消毒。熏蒸后敞开门窗通气，用消毒液浸泡，血压计及听诊器送熏蒸箱消毒。如有同室患者时，可将被、枕等送熏蒸室消毒或在烈日下暴晒 6 h。

三、隔离的种类及措施

不同疾病的患者应给予恰当的隔离种类，隔离的种类分为：

（一）严密隔离

严密隔离是为预防高度传染性及致命性强的毒力病原体感染而设计的隔离，以防止经空气和接触等途径传染。适用于炭疽、霍乱、鼠疫等烈性传染病。其措施为：

（1）设立专用的隔离室，室内用具力求简单，感染同一病原菌的患者可同居一室。随时关闭通向过道的门窗，患者不得离开该室。

（2）凡进入室内者要穿隔离衣，戴口罩、帽子、手套。

（3）接触患者、污染敷料后或护理另一个患者前，应刷手、洗手、消毒手。

（4）污染敷料应在隔离室内立即袋装，全部操作完后再装入隔离室外的另一袋中（双袋法），标记后焚烧。

（5）室内每日空气消毒一次。

（6）探视者必须进入隔离室时，应征得护士的许可并采取相应的隔离措施。

（二）接触隔离

接触隔离是为预防高度传染性并经接触途径（直接和间接飞沫）传播的感染而设计的一种隔离类型。采取这类隔离的疾病主要有新生儿脓疱病、狂犬病、破伤风、气性坏疽、铜绿假单胞菌感染等。隔离措施为：

（1）设隔离室，同种病原菌感染者可同室床旁隔离，教育患者勿握手、交换书刊，避免互相接触。

（2）接近患者时戴口罩、帽子、手套，穿隔离衣；接触患者或可能污染的物品后及护理另一患者前应洗手。

（3）污染敷料应装袋标记后送焚烧处理，布类及器械需灭菌后再行清洗。

（三）呼吸道隔离

呼吸道隔离是为防止传染病经飞沫短距离传播而设计的隔离。属这类隔离的疾病有肺结核、流脑、百日咳、流感等。隔离措施包括：

（1）同一病原菌感染者可同住一隔离室，随时关闭通向过道的门窗，患者离开病房时需戴口罩。

（2）工作人员进入病室需戴口罩、帽子。

（3）患者的口鼻分泌物需经消毒处理后才丢弃。

（四）肠道隔离

肠道隔离的目的是阻断粪－口传播途径，适用于通过间接或直接接触感染性粪便而传播的疾病，如细菌性痢疾、伤寒、病毒性胃肠炎、脊髓灰质炎等。隔离的主要措施为：

（1）同种病原体感染者同居一室或床旁隔离，劝告患者相互之间勿传递书刊、用物。

（2）室内应保持无蝇、无蟑螂、无鼠。

（3）接触不同病种患者时需分别穿隔离衣，接触污物时应戴手套。

（4）患者的食具、便器需消毒处理，排泄物、呕吐物及吃剩的食物均应消毒后才能倒掉。

（5）被粪便污染的物品要随时袋装，标记后送焚烧或消毒处理。

（五）血液、体液隔离

这是为防止直接或间接接触传染性血液和体液感染而设计的隔离。适用于病毒性肝炎、艾滋病、梅毒等。主要隔离措施为：

（1）同种病原感染者可同室隔离。

（2）血液、体液可能污染工作服时穿隔离衣；接触血液、体液时戴手套。

（3）血液、体液污染的敷料应装袋标记后送消毒或焚烧。

（4）防止注射针头等利器刺伤；患者用过的针头应放入防水、防刺破并有标记的容器内，直接送焚烧处理。

（5）被患者血液污染处要立即用消毒液清洗；探视者也应采取相应的隔离措施。

（六）保护性隔离

保护性隔离是为防止易感者受周围环境中微生物感染而设计的隔离。适用于抵抗力特别低下者，如大面积烧伤患者、早产儿、白血病患者、器官移植患者、免疫缺陷患者等。隔离措施为：

（1）设专用隔离室，患者住单间病室隔离。

（2）凡进室内者应穿戴灭菌消毒后的隔离衣、帽子、口罩、手套、拖鞋。

（3）接触患者前后及护理下一个患者前要洗手。

（4）凡患呼吸道疾病或咽部带菌者、包括工作人员均应避免接触患者。探视者应采取相应的措施。

（5）未经消毒处理的物件不可进入隔离区。

（6）病室每日用紫外线消毒并通风换气。

四、隔离效果的评价

护理人员不仅要应用恰当的隔离措施来防止致病微生物传播疾病，还要及时判断和评价隔离效果，以发现问题并及时采取措施，保证隔离质量。

（1）有无其他患者、工作人员、探视者感染此类传染病。

（2）病原体被控制在原有的范围内。

（3）患者的言行显示出对所患疾病有一定理解，能主动配合治疗护理。

（4）患者没有感到孤独、抑郁。

（5）患者与亲友的接触符合隔离要求。

若对上述各问题不能得出满意的答案，说明隔离效果不够理想，需重新计划、实施或强化隔离措施。

第二章　呼吸内科疾病护理

第一节　急性呼吸道感染

急性呼吸道感染（acute respiratory infection）包括急性上呼吸道感染和急性气管－支气管炎。急性上呼吸道感染（简称上感）是鼻腔、咽、喉部急性炎症的总称，是呼吸道最常见的传染病，可发生在任何年龄，一般病情较轻，预后较好，但发病率高，部分患者可伴有严重并发症。急性气管－支气管炎是由感染或非感染因素（如物理、化学刺激）引起的气管－支气管黏膜的急性炎症，本病全年皆可发病，但冬春季及气候突变时多发。

一、护理评估

（一）病因和发病机制

1. 急性上呼吸道感染

有 70% ~ 80% 由病毒引起，主要有流感病毒（甲、乙、丙型）、副流感病毒、呼吸道合胞病毒、腺病毒、鼻病毒、埃可病毒、柯萨奇病毒等。细菌感染可直接发生或继病毒感染之后发生，以口腔定植菌、溶血性链球菌多见，其次为流感嗜血杆菌、肺炎链球菌和葡萄球菌等，偶见革兰阴性杆菌。当在受凉、淋雨、过度劳累等导致全身或呼吸道局部防御功能降低时，原已存在于上呼吸道或从外界侵入的病毒或细菌迅速繁殖，引起本病。老幼体弱、患有慢性呼吸道疾病者，更易诱发。人体感染后产生的免疫力较弱而短暂，无交叉免疫，故可反复发病。

2. 急性气管－支气管炎

①感染：导致本病的主要原因为上呼吸道感染的蔓延，感染可由病毒或细菌引起。②物理、化学性刺激：过冷空气、粉尘、刺激性气体或烟雾的吸入使气管－支气管黏膜受到刺激引起急性损伤和炎症反应。③过敏反应：吸入花粉、真菌孢子等过敏源，或对细菌蛋白质过敏，均可引起气管－支气管急性炎症。

（二）身体状况

1. 急性上呼吸道感染

病因不同，临床表现可有不同的类型。

（1）普通感冒：俗称“伤风”，又称急性鼻炎或上呼吸道感染，最常见的病原体是鼻病毒。起病较急，以鼻咽部卡他症状为主要表现，初期有咳嗽、咽干、咽痒或灼热感，继而出现打喷嚏、鼻塞、流清水样鼻涕，2 ~ 3 天后鼻涕变稠，常伴咽痛、流泪、声嘶、呼吸不畅等，可有全身不适、不发热或有低热、轻度畏寒、头痛等。体检可见鼻腔黏膜充血、水肿、有分泌物，咽部轻度充血。本病常能自限，若无并发症，一般 5 ~ 7 天痊愈。

（2）急性病毒性咽炎和喉炎：急性病毒性咽炎临床特征为咽部发痒和灼热感，咽痛不明显，当吞咽疼痛时，常提示有链球菌感染。急性病毒性喉炎表现为声嘶、讲话困难，常伴有发热、咽痛或咳嗽，咳嗽时咽痛加重。体检可见咽、喉部明显充血、水肿，颌下淋巴结肿大且触痛。

（3）急性疱疹性咽峡炎：多为柯萨奇病毒A引起，夏季多发。临床表现为明显咽痛、发热。体检可见咽部充血，软腭、腭垂、咽及扁桃体表面有灰白色疱疹和浅表溃疡，周围伴红晕。病程约1周，多见于儿童，成年人偶见。

（4）急性咽结膜热：主要由柯萨奇病毒、腺病毒等引起。常发生于夏季，儿童多见，多由游泳传播。临床表现为发热、咽痛、畏光、流泪、咽及结膜明显充血。病程4～6天。

（5）细菌性咽扁桃体炎：多由溶血性链球菌感染引起，其次为流感嗜血杆菌、肺炎链球菌、葡萄球菌等。常起病迅速，畏寒，发热，体温可达39℃以上，咽痛明显。体检可见咽部明显充血，扁桃体充血、肿大，表面有黄色脓性分泌物，颌下淋巴结肿大、压痛。

少数急性上感患者可并发急性鼻窦炎、中耳炎、气管－支气管炎、病毒性心肌炎、急性肾小球肾炎、风湿热等。

2. 急性气管－支气管炎

起病较急，部分患者可出现全身症状，可有头痛、发热等，体温多在38℃左右，多于3～5天降至正常。咳嗽、咳痰为最主要的症状，初为干咳或少量黏液痰，随后痰量增多，咳嗽加剧，偶有痰中带血。伴支气管痉挛时，可有胸闷、气促。体检可无明显阳性体征，也可在两肺听到散在干、湿啰音，部位不固定，咳嗽后可减少或消失。咳嗽、咳痰可延续2～3周，如迁延不愈，可演变为慢性支气管炎。

（三）辅助检查

1. 血常规检查

病毒感染时白细胞正常或偏低，淋巴细胞比例增多；细菌感染时白细胞总数常增多，中性粒细胞增多。

2. 病原学检查

细菌培养可判断细菌类型并做药物敏感试验以指导临床用药。因病毒类型繁多，且对治疗无明显帮助，一般无需明确病原学检查。

3. 胸部X线检查

多正常。

（四）治疗要点

1. 针对病原治疗

病毒感染者，给予抗病毒治疗，如利巴韦林、奥司他韦、金刚烷胺等；细菌感染者给予抗生素治疗，如大环内酯类、青霉素类、头孢菌素类、喹诺酮类药物。

2. 对症治疗

干咳者可用右美沙芬、喷托维林等镇咳药物；痰多不易咳出者选用盐酸氨溴索、溴己新或雾化祛痰；气喘者可用氨茶碱等平喘药；发热时可用解热镇痛剂，金嗓子喉宝、西瓜霜润喉片等可减轻咽痛不适。

二、主要护理诊断／问题

1. 清理呼吸道无效

与呼吸道感染、痰液黏稠有关。

2. 体温过高

与呼吸道感染有关。

3. 潜在并发症

鼻窦炎、中耳炎、心肌炎、肾炎。

三、护理措施

（一）一般护理

病情较重或年老体弱者应卧床休息，室内保持空气流通，注意保暖，防止受凉。注意呼吸道隔离，嘱患者避免到人多的地方，必要时戴口罩，当咳嗽、打喷嚏时应以纸巾捂住，避免传染给他人。鼓励患者多饮水，给予清淡、易消化、营养丰富的食物，避免辛辣刺激性食物，戒烟。

（二）病情观察

观察咽痛、流涕、流泪情况，咳嗽咳痰的性质、程度及痰量的改变。高热者每 4 h 测体温、脉搏、呼吸 1 次，及时记录。若出现发热、头痛剧烈伴脓涕、鼻窦压痛等提示鼻窦炎；出现耳痛、耳鸣、听力减退或外耳道流脓等提示中耳炎；恢复期出现胸闷、心悸伴心电图改变提示心肌炎；眼睑水肿、腰酸、尿异常等提示肾小球肾炎，应及时报告医生。

（三）用药护理

向患者介绍药物的名称、作用、用法及不良反应，不可滥用药物。应用抗生素时，注意有无皮疹等过敏现象，如使用解热镇痛药，需注意出汗情况，避免大量出汗引起虚脱。

（四）对症护理

体温超过 39℃时进行物理降温，如温水擦浴、乙醇擦浴或冰袋置大血管处等，必要时遵医嘱用药物降温。出汗后应及时擦干汗液，更换衣服和被褥，保持皮肤的清洁、干燥。寒战者注意保暖。痰多且黏稠时，嘱患者多饮水，或遵医嘱雾化吸入，以稀释痰液，利于排痰。

（五）心理护理

病情一般较轻，患者没有心理负担。如有并发症，易引起紧张不安、焦虑等，应安慰患者，并鼓励患者积极治疗，争取早日康复。

（六）健康指导

1. 知识指导

向患者和家属介绍疾病发生发展过程及可能带来的后果，介绍本病防治知识。注意保暖防寒，疾病流行期间避免到人群聚集的地方，必要时需戴口罩进行防护。

2. 生活指导

生活要有规律，保证充足睡眠。保持房间空气流通，温、湿度适宜。加强营养及耐寒锻炼，增强体质，提高机体免疫力。

第二节　肺炎

肺炎（pneumonia）指由病原微生物、理化因素、免疫损伤、过敏及药物等引起的终末气道、肺泡和肺间质的急性渗出性炎症，以细菌感染最多见。肺炎是呼吸系统的常见病，在我国发病率、病死率较高，老年人或免疫功能低下者并发肺炎时死亡率更高。肺炎发病率、病死率高可能与人口老龄化、吸烟、环境污染、病原体变迁、医院获得性肺炎发病率增高、不合理应用抗生素引起细菌耐药性增高和部分人群贫困化加剧等因素有关。

一、分类

可按病因、解剖和患病环境加以分类。

（一）病因分类

1. 细菌性肺炎

最常见的肺炎。如肺炎链球菌、金黄色葡萄球菌、溶血性链球菌、肺炎克雷白杆菌、大肠杆菌、流感嗜血杆菌等。

2. 病毒性肺炎

如呼吸道合胞病毒、流感病毒、腺病毒、冠状病毒、巨细胞病毒等。

3. 非典型病原体所致肺炎

如军团菌、支原体、衣原体等。

4. 真菌性肺炎

如白色念珠菌、曲霉菌、隐球菌、肺孢子菌等。

5. 其他病原体所致肺炎

如立克次体、弓形体、寄生虫等。

6. 理化因素所致的肺炎

如放射性损伤引起的放射性肺炎、接触过敏源所致的过敏性肺炎、吸入刺激性气体或液体引起的化学性肺炎等。

（二）解剖部位分类

1. 大叶性（肺泡性）肺炎

病原体首先在肺泡引起炎症，继而通过肺泡间孔向其他肺泡蔓延，以致部分或整个肺段、肺叶发生炎性改变。典型病例表现为肺实质炎症，而支气管一般未被累及。致病菌多为肺炎链球菌。

2. 小叶性（支气管性）肺炎

病原体经支气管入侵，引起细支气管、终末细支气管和肺泡的炎症。常继发于其他疾病，如支气管炎、支气管扩张症、上呼吸道病毒感染以及长期卧床的重危患者。无实变体征，肺下叶常受累。其病原体有肺炎链球菌、葡萄球菌、病毒、肺炎支原体和军团菌等。

3. 间质性肺炎

以肺间质炎症为主，病变累及支气管壁及其周围组织，有肺泡壁增生及间质水肿。由于病变在肺间质，故呼吸道症状轻，异常体征不多。可由细菌、支原体、衣原体、病毒等引起。

（三）患病环境分类

1. 社区获得性肺炎

在医院外获得的感染引起的肺炎，包括具有明确潜伏期的肺炎患者在潜伏期间入院，而后出现症状的肺炎。常见的病原体为肺炎链球菌、流感嗜血杆菌、金黄色葡萄球菌、军团菌、支原体、衣原体、病毒等，以肺炎链球菌最常见。

2. 医院获得性肺炎

患者在入院时不存在炎症，也不处于感染潜伏期，而在入院 48 h 后在医院内发生的肺炎。革兰阴性杆菌感染所占比例高，常为混合感染，耐药菌株多，病死率较高。无感染高危因素患者的常见病原体依次为肺炎链球菌、流感嗜血杆菌、金黄色葡萄球菌、大肠杆菌、肺炎克雷白杆菌等；有感染高危因素患者的常见病原体依次为铜绿假单胞菌、大肠杆菌、肺炎克雷白杆菌等，金黄色葡萄球菌的感染有明显增加的趋势。

常见肺炎的症状、体征、X 线征象和抗生素的选用，见表 2-1。

表 2-1 常见肺炎的症状、体征、X 线征象和抗生素的选用

致病菌	症状与体征	X 线征象	首选抗生素	其他抗生素
肺炎链球菌	起病急、寒战、高热、铁锈色痰、胸痛、肺实变	肺叶或肺段实变，无空洞	青霉素 G	红霉素、林可霉素一代头孢、喹诺酮类
葡萄球菌	起病急、寒战、高热、脓血痰、毒血症明显	肺叶或小叶浸润，早期空洞、脓胸	耐酶青霉素加氨基糖苷类	青霉素 G、头孢菌素类、克林霉素、红霉素
肺炎克雷白杆菌	起病急、寒战、高热、全身衰竭、痰稠可呈砖红色胶冻状	肺小叶实变、蜂窝状脓肿、叶间隙下坠	氨基糖苷类加半合成广谱青霉素	头孢菌素类、喹诺酮类
铜绿假单胞菌	毒血症明显、脓痰可呈蓝绿色	弥漫性支气管肺炎、早期肺脓肿	氨基糖苷类加半合成广谱青霉素	头孢菌素类、喹诺酮类、多黏菌素

（续 表）

致病菌	症状与体征	X线征象	首选抗生素	其他抗生素
大肠杆菌	原有慢性病、发热、脓痰、呼吸困难	支气管肺炎、脓胸	氨基糖苷类加半合成广谱青霉素	利福平、大环内酯类、磺胺类、多西环素
流感嗜血杆菌	高热、呼吸困难、呼吸衰竭	支气管肺炎、肺叶实变、无空洞	氨卡西林	头孢菌素类、阿莫西林、阿奇霉素
军团菌	高热、肌痛、相对缓脉	下叶斑片状浸润、进展迅速、无空洞	红霉素	利福平、大环内酯类、磺胺类、多西环素
厌氧菌	吸入感染、高热、痰臭、毒血症明显	支气管肺炎、脓胸、脓气胸、多发性肺脓肿	青霉素G加甲硝唑	克林霍素、替硝唑、头孢菌素类、喹诺酮类
支原体	起病缓、可流行、发热、乏力、肌痛	下叶间质性，支气管肺炎，3～4周自行消散	红霉素	大环内酯类、喹诺酮类
念珠菌、曲菌	久用广谱抗生素或免疫抑制剂、起病缓、痰黏	两肺中下野纹理加深、空洞内可有曲菌球	氟康唑、两性霉素B	氟胞嘧啶、酮康唑

二、病因与发病机制

肺炎可由多种病原微生物（细菌、非典型病原体、病毒、真菌、立克次体、寄生虫等）引起，也可由于理化因素、免疫损伤、过敏及药物所致。其中细菌感染引起的肺炎最为常见，占80%左右。

正常呼吸道免疫防御机制（支气管内黏液－纤毛系统、肺泡巨噬细胞等）使气管隆突以下的呼吸道保持无菌。若病原体数量多、毒力强，宿主抵抗力低，即可发生肺炎。病原体侵入下呼吸道引起肺炎的途径：①空气吸入。②血行播散。③邻近感染部位蔓延。④误吸上呼吸道定植菌、胃肠道定植菌。⑤通过人工气道吸入环境中致病菌等。病原体到达下呼吸道后，滋生繁殖引起肺泡毛细血管充血、水肿，肺泡内纤维蛋白渗出及细胞浸润。金黄色葡萄球菌、铜绿假单胞菌和肺炎克雷白杆菌等可引起肺组织的坏死、形成空洞，其余肺炎愈合后多不遗留瘢痕，肺的结构功能不受影响。

近年来，由于抗生素的广泛应用，肺部感染的致病菌及其毒性发生了显著变化，金黄色葡萄球菌和革兰阴性杆菌肺炎比例增高，但仍以肺炎球菌为主，整叶实变已少见。本节仅叙述最常见的肺炎球菌肺炎患者的护理。

三、护理评估

（一）病因与发病机制

1. 病因

肺炎链球菌或称肺炎球菌，为革兰染色阳性球菌，呈双排列或短链排列，有荚膜。根据菌体荚膜多糖体的抗原性，肺炎链球菌可分86个血清型，以第3型毒力最强。

2. 发病机制

肺炎链球菌为上呼吸道正常菌群。当机体免疫力下降时，有毒力的肺炎链球菌侵入人体而致病，其致病力为菌体外荚膜对组织的侵袭作用。首先引起肺泡壁水肿，出现白细胞与红细胞的渗出，细菌随渗出液经肺泡间孔向肺的中央部分扩展，甚至累及几个肺段或整个肺叶。因病变开始于肺的外周，故叶间分界清楚，且容易累及胸膜。少数患者可发生菌血症或感染性休克，老年人及婴幼儿的病情尤为严重。肺炎链球菌不产生毒素，不引起组织坏死和空洞形成，炎症消散后肺组织结构多无破坏，不留纤维瘢痕。典型肺炎球菌肺炎的病理变化为充血期、红色肝变期、灰色肝变期和消散期4个过程。

（二）身体状况

1. 症状

多数患者发病前有受凉、淋雨、酗酒、劳累、吸入有害气体、全身麻醉等诱因，大部分患者有上呼吸道感染的前驱症状。冬季和初春多见，发病对象多为原来健康的青壮年或老年与婴幼儿，男性较多见。

（1）全身症状：起病急骤，突然出现寒战、高热，体温可达39℃以上，呈稽留热，常伴有全身酸痛、疲乏无力等症状。部分患者可出现恶心、呕吐、腹胀、腹泻等消化道症状。若感染严重可出现神志模糊、嗜睡、谵妄，甚至昏迷、血压下降等。

（2）呼吸系统症状：主要为咳嗽、咳痰和胸痛。初期可为干咳或伴有少量黏液痰，2 ～ 3天后可出现铁锈色痰，4 ～ 5天转为黏液脓性痰，后期出现稀薄淡黄色痰。胸膜受累时可有胸痛，常为刺痛，咳嗽或深呼吸时加剧，患侧卧位时减轻。

2. 体征

患者呈急性病容，口周可出现疱疹，病变严重可有发绀、呼吸困难表现。肺实变时叩诊呈浊音或实音，呼吸音减弱，语颤增强，听诊可闻及支气管呼吸音。病变累及胸膜时可有胸膜摩擦音，消散期可出现湿啰音，严重感染可伴发休克征象。

3. 并发症

近年来因抗生素广泛应用，并发症已经少见。

（1）感染性休克：肺炎出现感染性休克时称休克型肺炎或中毒性肺炎。此时肺炎典型症状并不突出，主要表现为意识模糊或昏迷、烦躁；血压降至80/50 mmHg以下；心动过速、脉搏细弱；体温不升或过高；面色苍白、四肢厥冷、冷汗、发绀、少尿或无尿等；白细胞过高（大于30×10^9/L）或过低（小于4×10^9/L）。

（2）渗出性胸膜炎、中毒性心肌炎、中毒性脑病、成人急性呼吸窘迫综合征等。

（三）心理、社会状况

因起病急骤、病情进展快，患者及家属无心理准备，加之胸痛、气促等影响休息与活动，故易引起焦虑、烦躁不安等情绪。当病情严重时，容易导致患者紧张或恐惧心理。

（四）辅助检查

1. 血常规

白细胞计数增高，可达（10 ～ 30）$\times10^9$/L，中性粒细胞高达0.80以上，可有中毒颗粒和核左移。年老体弱、免疫功能低下者白细胞计数可不增高，中性粒细胞比例仍增高。

2. 痰液检查

痰涂片或痰培养，可确定病原体。

3. 胸部X线检查

诊断的主要依据。早期仅见肺纹理增粗或病变的肺段、肺叶稍模糊。随病变进展，可见大片炎性浸润阴影或实变影，消散期随炎性浸润的逐渐吸收可呈现“假空洞”征。多数病例3 ～ 4周后可完全吸收。

4. 血气分析和生化检查

可有低氧血症、呼吸性碱中毒、代谢性酸中毒等。

（五）诊断要点

凡急性起病，畏寒、发热伴胸痛、呼吸困难和咳嗽都应怀疑肺炎球菌肺炎。根据病史、临床表现及胸部X线改变，痰液检查到病原体等可做出诊断。

（六）治疗要点

1. 一般支持和对症治疗

严密观察体温、脉搏、呼吸和血压的变化，早期应卧床休息，多饮水，必要时静脉补液。高热患者以物理降温为主。呼吸困难及发绀明显者给予氧疗。剧烈胸痛时，可适当给予镇痛药。刺激性干咳者可给可待因口服，痰量较多的给祛痰剂，如盐酸氨溴索、氯化铵等。烦躁不安、谵妄者可用地西泮肌内注射或水合氯醛灌肠。

2. 抗菌药物治疗

一经诊断立即行抗菌药物治疗，不必等待细菌培养结果。首选青霉素G，轻症可肌内注射，重症宜静脉用药。若抗生素有效，用药后24 ～ 72 h体温即可恢复正常，抗菌药物疗程一般为7天，或在退热后3天改为口服用药，维持数天。对青霉素过敏或耐青霉素者，可用喹诺酮类、头孢菌素类、林可霉素、红霉素等药物。

3. 并发症治疗

如脓胸、心包炎等给予相应治疗，有感染性休克者抗休克治疗。

四、主要护理诊断 / 问题

1. 体温过高

与致病菌引起的肺部感染有关。

2. 清理呼吸道无效

与肺部炎症、痰液黏稠、咳嗽无力有关。

3. 气体交换受损

与肺部感染、痰液黏稠引起呼吸道不通畅、呼吸面积减少有关。

4. 疼痛胸痛

与肺部炎症累积胸膜有关。

5. 知识缺乏

缺乏疾病发生、发展及防治等知识。

6. 潜在并发症

感染性休克。

五、护理目标

体温下降至正常；呼吸道保持通畅，能有效排出痰液；呼吸困难、发绀减轻或消失，低氧血症得以纠正；胸痛减轻或消失；了解疾病的发生与发展，能有效预防。

六、护理措施

（一）一般护理

1. 休息与活动

急性期应卧床休息，安置患者于舒适体位。室内空气清新，温、湿度适宜，限制探视。集中安排治疗和护理活动，保证患者有足够的休息，减少耗氧量，缓解头痛、肌肉酸痛、胸痛等症状。

2. 饮食

给予高热量、高蛋白、高维生素、易消化流质或半流质饮食，少食多餐。多饮水（1 500 ~ 2 000 mL/d），必要时遵医嘱静脉补液，以维持水、电解质平衡。老年人或有心脏疾病者应控制补液速度，以防急性肺水肿。

（二）病情观察

监测生命体征、意识状态和尿量变化，准确记录 24 h 出入液量。注意观察患者咳嗽和排痰情况、呼吸困难程度、有无感染性休克等并发症表现。若有异常，应及时报告医生并做出相应处理。

（三）用药护理

遵医嘱给予抗生素治疗，需行皮试的必须先行皮试，皮试阴性的患者方能使用。治疗过程中，密切观察患者反应，如出现皮疹、呼吸困难等现象，可能为过敏现象，应立即停止输液，及时报告医生。抗生素单独应用，最好不混合使用。现配现用，不可配制后放置过长时间。密切观察患者治疗后的反应，体温是否下降，咳嗽、咳痰情况是否好转，胸痛是否好转等。

（四）对症护理

1. 保持呼吸道通畅

指导患者有效咳嗽，对痰液黏稠不易咳出或排痰无力者，可协助拍背、体位引流、雾化吸入等促进排痰。

2. 缓解胸痛

维持患者舒适的体位，可采取患侧卧位，在咳嗽时可用枕头等物夹紧胸部，以降低胸廓活动度。胸痛剧烈者遵医嘱应用镇痛、止咳药，以缓解疼痛和改善肺通气。

3. 吸氧

可提高血氧饱和度，改善呼吸困难症状。注意观察患者呼吸频率、节律、深度的变化，并给予血氧饱和度监测。

（五）感染性休克的护理

1. 体位、氧疗

绝对卧床，去枕平卧，头部抬高 15°，注意保暖（忌用热水袋），尽量减少搬动。鼻导管吸氧，氧流量为 4 ～ 6 L/min，维持动脉氧分压在 60 mmHg 以上。

2. 补充血容量，纠正酸中毒

迅速建立两条静脉通道，遵医嘱补充液体，维持有效血容量，降低血液的黏稠度，防止弥散性血管内凝血的发生。补液速度不宜过快，随时观察患者血压、尿量、呼吸、脉搏等，监测中心静脉压。遵医嘱静脉滴注 5% 碳酸氢钠，监测酸碱状况和电解质情况。

3. 应用血管活性药物的护理

应用血管活性药物时，应注意防止药物渗出血管外引起局部组织坏死和影响疗效。同时应密切监测血压，维持收缩压在 90 ～ 100 mmHg，保证重要器官的血液供应。

4. 观察病情

密切观察并记录患者的生命体征、意识状态、尿量等，及时判断病情演变。如患者神志逐渐清醒、皮肤红润温暖、脉搏有力、呼吸平稳、血压回升、尿量增多，提示休克纠正。

（六）心理护理

主动跟患者交流，多陪伴、安慰患者，稳定患者的情绪。耐心讲解疾病的发生、发展过程，告知患者肺炎治疗的方法和预后，解释说明各项操作的过程和目的，鼓励患者树立战胜疾病的信心。

（七）健康指导

1. 疾病知识指导

指导患者及家属了解肺炎发生的病因，避免受凉、酗酒和过度疲劳等诱因，尤其是年老体弱和糖尿病、血液病、营养不良、艾滋病等免疫功能低下者。

2. 生活指导

注意休息，劳逸结合，生活要有规律。保证营养，加强锻炼，提高抵抗力。天气变化时及时增减衣物，注意保暖，预防呼吸道感染。对于意识障碍、长期卧床者，指导家属帮助患者定时翻身、拍背，促使痰液咳出。如出现发热、咳嗽、呼吸困难等不适表现，应及时就诊。

3. 用药指导

告知患者按医嘱服药，学会观察疗效及不良反应。如有异常，及时报告医生。

七、护理评价

患者体温是否已经降至正常；能否顺利排痰；呼吸困难是否缓解；胸痛是否缓解或消失；是否了解疾病的发生与发展、防治等知识。

第三节　支气管扩张症

支气管扩张症（bronchiectasis）简称支扩，是指支气管及其周围肺组织的慢性炎症和阻塞，导致直径大于 2 mm 的中等大小的支气管管壁肌肉和弹性组织的破坏，造成管腔的慢性异常扩张和变形。主要症状为慢性咳嗽、咳大量脓痰和（或）反复咯血。多于儿童或青年期起病。近年来由于麻疹、百日咳疫苗的预防接种和抗生素的应用，本病的发病率已明显降低。

一、护理评估

（一）病因与发病机制

（1）支气管－肺感染和阻塞婴幼儿时期支气管、肺组织感染是支气管扩张症最常见的病因。由于婴幼儿支气管较细、支气管壁发育尚未完善，管壁薄弱，易于阻塞和遭受破坏。支气管炎、支气管肺炎引起管壁黏膜充血、水肿，使管腔狭小，分泌物易阻塞管腔，导致引流不畅而加重感染。反复感染破坏支气管管壁的各层组织，削弱管壁的支撑作用。咳嗽时管腔内压增高，加之呼吸时胸腔内压牵引，致使支气管变形扩张。感染和阻塞两者相互影响，互为因果，促使支气管扩张的发生和发展。肺结核、COPD、肺脓肿等患者若反复严重感染也可损伤支气管各层组织，导致支气管扩张。

（2）支气管先天性发育障碍和遗传因素较少见，如肺囊性纤维化、纤毛运动障碍、先天性丙种球蛋白缺乏症等疾病所引起的支气管扩张。可能与软骨发育不全或弹性纤维不足，导致局部管壁薄弱或弹性较差所致。部分遗传性抗胰蛋白酶缺乏者也常伴有支气管扩张。

（3）全身性疾病：已发现类风湿关节炎、系统性红斑狼疮、溃疡性结肠炎、支气管哮喘等免疫性疾病可同时伴有支气管扩张。一些不明原因的支气管扩张症，其体液免疫和（或）细胞免疫功能有不同程度的异常，提示支气管扩张可能与机体免疫功能失调有关。

（二）病理

支气管扩张常位于段或亚段的支气管，有管壁破坏和炎性改变，包括柱状、囊状和不规则扩张三种类型。受累管壁的结构包括软骨、肌肉、弹性组织被破坏，为纤维组织替代，管腔扩张。扩张的管腔内可积聚大量稠厚的脓性分泌物。支气管扩张常伴有毛细血管、支气管动脉和肺动脉终末支扩张和吻合，形成血管瘤，易致反复咯血。因左下肺叶支气管细长、与主支气管的夹角大、受心脏及大血管压迫等因素致引流不畅易发感染，故左下叶支气管扩张更多见。

（三）身体状况

1. 症状

多起病于小儿或青年，呈慢性经过。多数患者在童年期有麻疹、百日咳或支气管肺炎迁延不愈的病史。早期常无症状，随疾病发展可出现典型临床症状。

（1）慢性咳嗽、大量脓痰：咳嗽、咳痰与体位改变有关，痰量可多达 100 ~ 400 mL/d。急性感染发作时，黄绿色脓痰量增多。痰液静置后分 3 层：上层为泡沫，中层为黏液或黏液脓性，底层为坏死组织沉淀物。合并厌氧菌感染时，痰有恶臭味，常见病原体为铜绿假单胞菌、金黄色葡萄球菌、流感嗜血杆菌等。

（2）反复咯血：50% ~ 70% 的患者有不同程度的咯血史，咯血量与病情严重程度、病变范围有时不一致。少数患者仅以反复咯血为唯一症状，临床上称为“干性支气管扩张”，其病变多位于引流良好的上叶支气管，常见于结核性支气管扩张。

（3）反复肺部感染：特点是同一肺段反复发生感染并迁延不愈，源于扩张的支气管清除分泌物的功能丧失，引流差，易于反复发生感染。

（4）慢性感染中毒症状：反复感染者可出现发热、乏力、食欲减退等，病程较长者可有消瘦、贫血，儿童可影响生长发育。

2. 体征

早期或干性支气管扩张肺部可无异常体征。典型者在下胸部、背部闻及固定、持久的局限性湿啰音，有时可闻及哮鸣音。部分患者有杵状指（趾）、营养不良，出现肺炎、肺脓肿、肺气肿、肺心病等并发症时可有相应体征。

（四）辅助检查

1. 血常规检查

继发感染时，血白细胞计数和中性粒细胞增高；反复咯血者可出现红细胞和血红蛋白减少。

2. 病原学检查

痰涂片和细菌培养可发现致病菌。

3. 影像学检查

（1）胸部X线平片：典型者为一侧或双侧下肺纹理增粗紊乱，其中有多个不规则的蜂窝状透亮阴影或沿支气管的卷发样阴影，感染时阴影内出现小液平面。柱状支气管扩张的X线表现是"轨道征"，是气道壁增厚影。

（2）支气管造影：可确诊，并明确支气管扩张的部位、形态、范围和病变严重程度。

（3）胸部CT：可显示管壁增厚的柱状扩张或成串成簇的囊性改变。高分辨率CT（HRCT）较常规CT具有更高的分辨力，提高了CT诊断支气管扩张的敏感性，是支气管扩张的主要诊断方法，已基本取代支气管造影。

（4）纤维支气管镜检查：可明确出血、扩张或阻塞的部位，还可进行活检、局部灌洗，进行细菌学、组织细胞学检查，有助于诊断、鉴别诊断与治疗。

（五）治疗要点

支气管扩张症的治疗原则是控制感染，保持呼吸道引流通畅，必要时手术治疗。

1. 控制感染

这是急性感染期的主要治疗措施。可根据痰细菌培养和药物敏感试验选择有效抗生素，如氨苄西林、阿莫西林或头孢菌素类；有铜绿假单胞菌感染时，可口服喹诺酮类，静脉给予氨基糖苷类或第三代头孢菌素；伴有厌氧菌感染时，可加用甲硝唑或替硝唑。

2. 消除痰液

这是控制感染和减轻全身中毒症状的关键，主要方法有：①祛痰药：宜在体位引流前用，常用复方甘草合剂或盐酸氨溴索、溴己新。②支气管扩张药：支气管痉挛时影响痰液排出，可口服氨茶碱，必要时加用 β_2 受体激动剂喷雾（吸入）。③体位引流：有利于排出积痰，若痰黏稠可事先做雾化吸入。④纤维支气管镜吸痰：若以上排痰措施仍不能有效排痰，可通过纤维支气管镜向气管内注入生理盐水冲洗，稀释痰液并吸痰，也可直接向气管内注入抗生素。

3. 手术治疗

病变范围局限、全身情况较好、经充分内科治疗仍顽固反复发作者可考虑外科手术切除病变肺组织。

4. 咯血的处理

大咯血要防止窒息。内科治疗不能控制的咯血可行支气管动脉造影，对出血的小动脉定位后注入吸收性明胶海绵或聚乙烯醇栓，或导入钢圈进行栓塞止血。

二、主要护理诊断／问题

1. 清理呼吸道无效

与痰多黏稠、无效咳嗽有关。

2. 有窒息的危险

与痰液潴留、大咯血有关。

3. 营养失调（低于机体需要量）

与慢性感染致机体消耗增多有关。

4. 有感染的危险

与痰液引流不畅有关。

5. 焦虑

与疾病迁延、反复咯血有关。

三、护理措施

（一）一般护理

1. 休息与活动

急性感染或病情严重者应卧床休息，以减少肺活动度，避免因活动诱发咯血。大咯血者应绝对卧床休息。病情缓解时逐渐增加活动量，劳逸结合，避免剧烈运动。保持室内空气流通，无异味。注意保暖，避免受凉。

2. 饮食护理

给予高蛋白、高热量、高维生素、易消化饮食，少食多餐。指导患者在咳痰后及进食前用清水或漱口剂漱口，保持口腔清洁，祛除痰臭，增进食欲。

（二）病情观察

观察痰液的量、颜色、性质、气味和黏稠度，咳嗽、咳痰与体位的关系，静置后有无分层现象，记录 24 h 痰量。注意患者有无毒血症表现，如发热、消瘦、贫血等。定期监测体温、心率、呼吸和血压，病情严重者注意患者有无缺氧情况，如气促、发绀等表现。若出现咯血，应观察咯血的颜色、性质及量，密切观察病情变化，警惕窒息的发生。

（三）用药护理

遵医嘱应用抗生素、祛痰剂、支气管扩张药，观察治疗效果及不良反应，并指导患者掌握药物的剂量、用法、疗效和不良反应。

（四）促进排痰，保持气道通畅

保证足够的水分，饮水量应在 1 500 ~ 2 000 mL/d，充足的水分有利于稀释痰液。根据病变部位实施体位引流，为增加引流效果，鼓励患者做深呼吸、有效咳嗽，辅以拍背，便于痰液排出。

（五）心理护理

护士应尊重、关心患者。多与患者交谈，了解其心理状态，给予心理支持。向患者介绍支气管扩张反复发作的原因及治疗进展，帮助患者树立战胜疾病的信心。患者出现咯血时，应陪伴患者，保持情绪稳定，避免因情绪波动加重出血。

（六）健康指导

1. 知识指导

帮助患者及家属了解本病的疾病知识，指导其正确认识和对待疾病。介绍防治百日咳、麻疹、支气管肺炎、肺结核等呼吸道感染的重要性，积极治疗上呼吸道慢性病灶。告知患者排痰的重要性，教会患者有效咳嗽、排痰的方法。指导家属帮助患者叩击背部、雾化吸入及体位引流。出现咯血时要保持镇静，将血咳出，不可屏气，以免导致窒息。注意保暖，预防呼吸道感染。

2. 生活指导

加强营养对机体康复有重要意义，要补充足够的营养，以增加机体抵抗力。多饮水，以利于排痰。戒烟、戒酒。鼓励患者参加体育锻炼，避免剧烈运动。建立良好的生活习惯，消除紧张心理，防止病情进一步加重。

3. 自我病情监测

指导患者和家属学会监测感染和咯血等症状，一旦病情加重，及时就诊，防止病情恶化。

第四节　肺脓肿

肺脓肿（lung abscess）是由多种病原菌引起的肺组织化脓性坏死性炎症。早期为肺组织化脓性感染，继而坏死、液化形成脓肿。临床特点为高热、咳嗽、咳大量脓臭痰；X 线显示肺部空洞伴液平面。多见于青壮年，男性多于女性。自抗生素广泛应用以来，发病率已明显下降，治愈率显著提高。

一、护理评估

（一）病因与发病机制

机体防御功能减退和病原菌侵入肺内是发生肺脓肿的两个基本因素。根据感染途径，肺脓肿分三种类型。

1. 吸入性肺脓肿

最多见，病原体经口、鼻、咽腔吸入致病，又称原发性肺脓肿。正常情况下，呼吸道的黏液－纤毛系统、咳嗽反射能迅速清除吸入物，但在上呼吸道感染、牙槽脓肿、化脓性扁桃体炎、鼻窦炎、过度疲劳或在熟睡、酗酒、全身麻醉及昏迷时，全身免疫力及气道防御能力下降，带菌分泌物吸入造成支气管阻塞，病原菌大量繁殖致病。病原菌为上呼吸道、口腔内的定植菌，包括需氧菌、厌氧菌和兼性厌氧菌，以厌氧菌多见。吸入性肺脓肿的发病部位与解剖结构有关，因右侧支气管较左侧陡直，故多见于右侧。

2. 继发性肺脓肿

某些细菌性肺炎，如金黄色葡萄球菌、铜绿假单胞菌和肺炎克雷白杆菌肺炎等，以及支气管肺癌、支气管扩张症、支气管囊肿、肺结核空洞等继发化脓感染导致继发性肺脓肿；支气管异物阻塞的远端常形成脓肿，多为混合性感染；肝脓肿、膈下脓肿、肾周脓肿等肺邻近器官的化脓性病变也可直接蔓延或穿破至肺形成脓肿，病原菌多为大肠杆菌、粪链球菌、阿米巴原虫等。

3. 血源性肺脓肿

发生于皮肤或组织器官的化脓性感染，如创伤、疖、痈、骨髓炎等引起败血症或脓毒血症，细菌或脓毒栓子经血液进入肺循环，造成肺小血管栓塞及肺组织的炎症、坏死形成脓肿。金黄色葡萄球菌、表皮葡萄球菌和链球菌为常见致病菌。

（二）病理

病原菌进入下呼吸道，阻塞细支气管，使远端肺小叶不张，肺泡充血，大量中性粒细胞浸润伴有周围小血管栓塞，肺组织缺血坏死，继而液化形成脓肿。脓腔如与支气管相通，脓液可经气管部分排出，形成含气液平面。经积极有效的治疗后，脓腔可缩小甚至消失，或仅剩少量纤维瘢痕。如治疗不利，或引流不畅，病变可扩大至一个肺段甚至全肺。肺脓肿如靠近肺表面，可发生局限性纤维蛋白性胸膜炎；脓肿破溃入胸膜腔则形成脓胸、脓气胸和支气管胸膜瘘。

吸入性肺脓肿多为单发，发病部位与吸入时体位有关。仰卧位吸入时，肺脓肿多发生于上叶后段及下叶背段；坐位吸入则易发生于下叶后基底段。血源性肺脓肿因肺小动脉的菌栓或脓栓引起两肺多发性病变，并常位于肺的边缘。继发性肺脓肿多发生于原发病灶处。

（三）身体状况

1. 症状

（1）全身中毒症状：多数急性起病，吸入性肺脓肿发病前大多有口咽部感染灶，或受凉、手术、劳累等病史。患者常突感畏寒、发热，体温高达 39 ~ 40℃，呈弛张热，伴有乏力、食欲减退、精神不振、头痛、谵妄、意识障碍等。

（2）呼吸系统症状：咳嗽、咳痰，初期为黏液痰或黏液脓性痰，10 ~ 14 天后脓肿破溃进入支气管而咳出大量脓性痰，痰量可达 300 ~ 500 mL/d，静置后可分成 3 层。咳出大量脓痰后，全身中毒症状可减轻。血源性肺脓肿多先有原发病灶引起的畏寒、高热等感染中毒症状，经数日至 2 周后出现咳嗽，痰量不多，极少咯血。病变累及胸膜者伴有胸痛，脓肿破溃至胸膜腔时并发脓气胸。肺脓肿治疗不恰当、迁延不愈，可转为慢性肺脓肿，表现为不规则发热、咳嗽、反复咳脓臭痰、咯血、贫血、消瘦等，持续数周到数月。

2. 体征

早期病变较小、位置较深及血源性肺脓肿多无明显肺部体征；病变范围较大、位置较浅时，可出现肺实变征，叩诊呈浊音，闻及异常支气管呼吸音；脓液排出形成空腔后，语颤增强。病变累及胸膜可出现胸膜摩擦音。形成脓气胸可出现胸腔积液体征。

（四）辅助检查

1. 血常规检查

急性肺脓肿白细胞总数常明显增高，可达（20 ～ 30）$\times 10^9$/L，中性粒细胞在 0.90 以上，核左移，常有中毒颗粒。慢性肺脓肿白细胞无明显改变，红细胞和血红蛋白减少。

2. 细菌学检查

痰涂片染色、痰细菌培养及药物敏感试验，有助于确定致病菌及选择有效抗生素。血源性肺脓肿血培养可发现致病菌。

3. X 线检查

不同类型、病期，支气管引流是否通畅及有无并发症，胸部 X 线都表现各异。吸入性肺脓肿脓液排出后，脓腔出现圆形透亮区和气液平面。慢性肺脓肿呈厚壁空洞，内壁不规则，周围有纤维组织增生。血源性肺脓肿在单侧或双侧肺边缘呈现多发的小片状阴影或球形病灶，可见到多发性含气液平面的小空腔。

4. 支气管镜检查

有助于发现病因，明确病原体和治疗。

（五）治疗要点

治疗原则是积极抗菌和充分脓液引流。

1. 抗生素治疗

吸入性肺脓肿多合并厌氧菌感染，首选青霉素 G。青霉素过敏者可用林可霉素、克林霉素和甲硝唑等，细菌培养和药物敏感试验结果出来后，可根据结果选用敏感抗生素。血源性肺脓肿可选用耐 β－内酰胺酶的青霉素或头孢菌素、万古霉素。抗生素疗程 8 ～ 12 周，或直至 X 线胸片空洞和炎症消失，仅有少量的残留纤维化。

2. 脓液引流

可缩短病程，提高治愈率，是治疗肺脓肿的重要措施。

3. 外科治疗

内科积极治疗 3 个月以上效果不好，或有并发症时考虑手术治疗。

二、主要护理诊断 / 问题

1. 体温过高

与肺组织炎症性坏死有关。

2. 清理呼吸道无效

与痰液黏稠、咳嗽无力有关。

3. 气体交换受损

与肺部感染、气道内痰液积聚有关。

4. 营养失调（低于机体需要量）

与肺部感染导致机体消耗增加有关。

5. 潜在并发症

脓气胸、支气管胸膜瘘等。

三、护理措施

（一）一般护理

保持室内空气流通，温、湿度适宜。做好口腔护理，协助患者排痰后充分漱口。鼓励患者多饮水，进食高热量、高蛋白、高维生素等营养丰富的食物。

（二）病情观察

注意观察患者生命体征，咳嗽、咳痰等情况；患者咳嗽是否有力，能否将痰液排出，有无窒息发生；

当痰液减少时，观察患者中毒症状是否好转。若发现咯血，及时向医生报告。

（三）用药护理

遵医嘱使用抗生素、祛痰药、支气管扩张药等药物，注意观察疗效和副作用。

（四）脓液引流护理

可根据脓肿部位，采取体位引流，并鼓励患者有效咳嗽，叩击胸部。痰黏稠者可遵医嘱用祛痰药、支气管扩张药或生理盐水雾化吸入，以增加排痰效果，也可经纤维支气管镜冲洗及吸引脓液。

（五）心理护理

及时向患者及家属介绍病情，解释各种症状，说明各项治疗、护理的目的和方法、配合要点。消除思想顾虑、紧张情绪，帮助患者树立战胜疾病的信心。

（六）健康指导

1. 知识指导

向患者和家属介绍疾病的基本知识和自我护理方法，积极治疗口、鼻、咽部等慢性感染病灶。急性肺脓肿经积极治疗，治愈率可达 86%，少数治疗不彻底成为慢性肺脓肿，并发支气管扩张症易反复感染和发生大咯血。

2. 生活指导

指导患者健康的生活方式，戒烟、戒酒，注意口腔卫生，养成良好的生活习惯。平时多饮水，避免过度劳累，注意保暖，加强营养。

3. 用药指导

介绍所用药物的名称、剂量、药物的疗效和副作用等，向患者讲解疗程，嘱患者遵医嘱执行。

4. 加强易感人群护理

对慢性病、长期卧床、意识障碍者，指导家属帮助患者经常变换体位、翻身、拍背，促进痰液排出，有感染征象时及时就诊。

第三章 消化内科疾病护理

第一节 胃炎

胃炎是指各种病因引起的胃黏膜炎症，是最常见的消化道疾病之一。临床按发病缓急和病程长短，可分为急性胃炎和慢性胃炎。

一、急性胃炎患者的护理

急性胃炎是各种原因引起的胃黏膜急性炎症。临床上急性发病，是最常见的消化系统疾病之一。按病理可分为急性单纯性胃炎、急性糜烂出血性胃炎、特殊原因引起的急性胃炎，如急性腐蚀性胃炎、急性化脓性胃炎等，临床上以急性单纯性胃炎最多见。本病病程短，病理过程为自限性，如能及时去除病因，短期内可治愈，少数可因大量出血或反复出血而危及生命。胃黏膜病变可分布于全胃，或局限于胃窦部黏膜，表现为黏膜充血、水肿，表面有渗出物，可见散在性点状出血、轻度糜烂及浅表性溃疡。

（一）病因和发病机制

急性胃炎的病因众多，引起急性糜烂出血性胃炎的常见病因如下。

1. 饮食因素

如进食过冷、过热、过硬或过于粗糙的食物，浓茶、浓咖啡等均可刺激胃黏膜，破坏胃黏膜屏障造成胃黏膜损伤和炎症。

2. 药物因素

常见的有非甾体消炎药（NSAIDs）如阿司匹林、吲哚美辛等，某些抗肿瘤药、口服氯化钾或铁剂等。这些药物直接损伤胃黏膜上皮层。其中，NSAIDs还通过抑制环氧合酶的作用而抑制胃黏膜生理性前列腺素的产生，削弱胃黏膜的屏障功能；某些抗肿瘤药如氟尿嘧啶对快速分裂的细胞如胃肠道黏膜细胞产生明显的细胞毒作用。

3. 急性应激

如全身感染、严重创伤、严重烧伤、颅内高压、大手术、休克等，可使胃黏膜血流减少，黏膜缺血缺氧而发生糜烂、出血。

4. 乙醇

高浓度乙醇可直接引起上皮细胞损害和破坏，导致黏膜糜烂、出血。

5. 感染因素

常见致病微生物有沙门菌、嗜盐菌等。常见毒素有金黄色葡萄球菌及肉毒杆菌产生的毒素，主要通过进食被细菌或毒素污染的不洁食物而致病。

6. 十二指肠液反流

胆汁酸、磷脂酶A和其他胰酶破坏胃黏膜，造成黏膜糜烂出血。

（二）病理

主要病理改变为胃黏膜充血、水肿、糜烂和出血，病变可弥漫分布于全胃或局限于胃窦、胃体。

（三）身体状况

多数急性起病，但病因不同而表现不一，轻者可无明显症状，或仅出现上腹不适、饱胀、恶心、呕吐等。

1. 急性糜烂出血性胃炎

多以突然呕血和（或）黑便为首发症状，是上消化道出血常见的病因之一（占上消化道出血原因的10% ~ 25%）。

2. 服用 NSAIDs 引起的急性胃炎

多数患者症状轻微，如上腹不适或隐痛，或无明显症状，或被原发病症状所掩盖。

3. 沙门菌或金黄色葡萄球菌及其毒素所致的急性胃炎

常在进食不洁食物数小时后发病，多伴有发热、腹痛、恶心及呕吐，多伴有肠炎而出现腹绞痛、水样便，严重者出现水、电解质及酸碱平衡紊乱。

体检时上腹部可有不同程度的压痛，重者有脱水病容，伴肠炎时肠鸣音增强。

（四）心理、社会状况

患者常因起病急，突然出现上腹痛、恶心、呕吐，甚至消化道出血而产生紧张、焦虑等心理，而患者的不良情绪反应，又加重了病情，不利于疾病康复。

（五）辅助检查

1. 胃镜检查

应在出血后 24 ~ 48 h 内进行，可见弥漫分布的多发性糜烂、出血灶和浅表性溃疡为特征的急性胃黏膜病损；NSAIDs 或乙醇所致者以胃窦为主，应激所致者以胃体、胃底部为主。

2. 实验室检查

血白细胞总数增加，中性粒细胞增多，粪便隐血试验阳性。

（六）诊断要点

具有 NSAIDs 等药物摄入，或进食不洁食物，或急性应激等病史；临床出现上腹部不适、恶心、呕吐、呕血、黑便等症状；大便隐血试验阳性。诊断不难，但确诊要依赖于胃镜检查。

（七）治疗要点

本病以去除病因、对症处理、加强原发病防治为基本治疗措施。感染因素所致者应尽早使用有效抗生素；非甾体消炎药等药物引起者应立即停止用药，并给予抑制胃酸分泌药（如 H_2 受体拮抗剂、质子泵抑制剂）、胃黏膜保护剂（如硫糖铝、前列腺素）等；有急性应激者，应积极治疗原发病，同时给予抑酸剂治疗；呕吐、腹泻剧烈，可暂禁食，静脉维持营养及纠正水、电解质紊乱和酸碱平衡失调；腹痛明显者可给予阿托品或山莨菪碱对症治疗；若发生大出血，按上消化道大出血进行处理。

（八）主要的护理诊断 / 问题

1. 疼痛

腹痛与胃黏膜的急性炎性病变有关。

2. 有体液不足的危险

与胃黏膜炎症所致的出血、呕吐有关。

3. 知识缺乏

缺乏有关本病的病因及防治知识。

4. 潜在并发症

上消化道出血。

（九）护理目标

腹痛缓解或消失；恶心、呕吐缓解或消失；无并发症发生，一旦出现上消化道出血能及时发现并配合抢救治疗。

（十）一般护理

1. 休息与活动

轻症患者注意休息，减少活动；重症者保持环境安静、舒适，卧床休息，以减少胃肠蠕动，有助于腹痛的减轻或缓解。

2. 饮食护理

轻症者可进流质或少渣、温凉、半流质饮食，少量多餐；少量胃出血者，可给予牛奶、米汤等流质以中和胃酸，有助于止血和胃黏膜修复；呕吐剧烈、大量出血，或伴有明显腹泻，应暂禁食，遵医嘱静脉维持营养及纠正水、电解质和酸碱平衡紊乱，病情缓解后逐步恢复正常饮食。

（十一）病情观察

1. 观察患者

有无上腹痛、饱胀不适、恶心、呕吐及食欲减退等消化不良的表现。

2. 密切观察上消化道出血的征象

如有无呕血或黑便等，同时监测粪便隐血检查，以便及时发现病情变化。

3. 评估患者

对疾病的认识程度，了解患者对疾病病因、治疗及护理的认识，帮助患者寻找并及时去除发病因素，控制病情的进展。

（十二）用药护理

遵医嘱给予抑制胃酸分泌药、胃黏膜保护药、解痉和镇吐药，并注意药物的副作用。对呕吐剧烈伴腹泻或胃出血量大者，应迅速建立静脉通道，遵医嘱输液、补充电解质、纠正酸碱失衡，并调整好输液的速度，必要时测定血型、配血、输血，以恢复有效循环血容量。

（十三）对症护理

1. 腹痛护理

指导患者使用非药物方法缓解疼痛，如局部热疗、转移注意力、深呼吸、针灸等，但急腹症不能热敷。急性腹痛诊断未明时，最好给予禁食，必要时进行胃肠减压。如上述方法疼痛不能缓解，可遵医嘱合理应用药物镇痛，严禁随意使用止痛药物。

2. 恶心、呕吐护理

呕吐时将患者头偏向一侧或取坐位，预防误吸。剧烈呕吐时暂禁食，遵医嘱补充水分和电解质，必要时应用止吐剂。呕吐后及时清理呕吐物，协助漱口，更换清洁床单，开窗通风。少食多餐，逐渐增加进食量。多与患者交流，告知患者避免直立性低血压、头晕、心悸的方法，以预防恶心、呕吐。

（十四）心理护理

做好患者的心理疏导，解除其精神紧张，稳定情绪，有利于增强患者对疼痛的耐受性。并强调保持轻松愉快情绪对疾病康复的重要性，减少对患者的不良刺激。树立患者治疗信心，鼓励其积极配合治疗。

（十五）健康教育

1. 疾病知识指导

向患者及家属介绍疾病的基本知识，帮助他们掌握本病的防治知识和自我护理方法。对造成急性应激状态的原发疾病，应积极进行治疗，教育患者养成良好的生活习惯，注意劳逸结合，防止身心过劳，保持轻松、愉快的心情。

2. 饮食指导

注意饮食卫生，不吃不洁食物，饮食有规律，忌过饥、过饱，避免进过冷、过热、过硬、过粗糙、辛辣等刺激性食物及调味品，忌服浓茶、浓咖啡、烈性酒等。

3. 用药指导

根据患者的病因、具体情况进行指导，如避免使用对胃黏膜有刺激的药物，必须使用时应在医生指导下使用。

（十六）护理评价

患者腹痛是否减轻或缓解；患者呕吐或呕血、腹泻等有无减轻或缓解；患者情绪是否稳定。

二、慢性胃炎患者的护理

慢性胃炎（chronic gastritis）是由各种病因引起的胃黏膜慢性炎症。以幽门螺旋杆菌感染引起的胃黏膜慢性炎症最常见。发病率在各种胃病中占首位，男性稍多于女性，任何年龄均可发病。

根据病理组织学改变和病变在胃的分布部位，结合可能的病因，将慢性胃炎分成非萎缩性、萎缩性和特殊类型三大类。①慢性非萎缩性胃炎是指不伴有胃黏膜萎缩性改变、胃黏膜层见以淋巴细胞和浆细胞为主的慢性炎症细胞浸润的慢性胃炎。根据炎症分布的部位，可再分为胃窦胃炎、胃体胃炎和全胃炎。幽门螺杆菌感染首先发生胃窦胃炎，然后逐渐向胃近端扩展为全胃炎，全胃炎发展与否及发展快慢存在明显的个体差异和地区差异；自身免疫引起的慢性胃炎主要表现为胃体胃炎。②慢性萎缩性胃炎是指胃黏膜已发生了萎缩性改变的慢性胃炎。慢性萎缩性胃炎又可再分为多灶萎缩性胃炎和自身免疫性胃炎两大类。前者萎缩性改变在胃内呈多灶性分布，以胃窦为主，多由幽门螺杆菌感染引起的慢性非萎缩性胃炎发展而来；后者萎缩性改变主要位于胃体部，多由自身免疫引起的胃体胃炎发展而来。③特殊类型胃炎种类很多，由不同病因所致，临床上较少见。

（一）病因和发病机制

慢性胃炎的病因和发病机制目前尚未明了，主要致病因素如下。

1. 幽门螺杆菌（Hp）感染

幽门螺杆菌感染是慢性胃炎最主要的病因。其发病可能为以下原因：幽门螺杆菌的鞭毛运动及黏附作用直接侵袭胃黏膜；幽门螺杆菌产生的尿素酶分解尿素产生氨和氢氧化铵而致胃黏膜损害；幽门螺杆菌产生的酶降解胃液中的黏液糖蛋白、脂质和脂蛋白，破坏黏液层的完整性；幽门螺杆菌产生的毒素如细胞空泡毒素 A 可使上皮细胞受损，炎症介质可引起胃黏膜炎症反应；幽门螺杆菌菌体胞壁可作为抗原产生免疫反应。这些因素长期存在可引起胃黏膜的慢性炎症。

2. 自身免疫

自身免疫性胃炎以富含壁细胞的胃体黏膜萎缩为主；患者血液中存在自身抗体如壁细胞抗体，伴恶性贫血者还可查到内因子抗体；本病可伴有其他自身免疫病如桥本甲状腺炎、白癜风等。上述表现提示本病属自身免疫病。自身抗体攻击壁细胞，使壁细胞总数减少，导致胃酸分泌减少或丧失；内因子抗体与内因子结合，阻碍维生素 B_{12} 吸收从而导致恶性贫血。

3. 理化因素

长期吸烟，大量饮烈性酒、浓茶、浓咖啡，长期进过冷、过热、过粗糙的食物，均可导致胃黏膜的反复损伤；常服用非甾体消炎药、糖皮质激素等药物，可抑制胃黏膜前列腺素的合成，破坏胃黏膜屏障，为幽门螺杆菌和其他因素的致病创造了条件。

4. 其他因素

如幽门功能不全造成的胆汁反流、老年人胃黏膜退行性病变、心力衰竭、肝硬化门静脉高压、尿毒症、高盐饮食等均可使胃黏膜受损。

（二）病理

在慢性胃炎发展过程中，增生的上皮或肠化生的上皮发生发育异常，可形成异型增生或不典型增生，中度以上的不典型增生被认为是胃癌的癌前病变。

（三）身体状况

慢性胃炎病程迁延，进程缓慢，缺乏特征性症状。

1. 症状

多数患者常无症状。若有症状主要表现为非特征性的消化不良，如上腹不适，餐后较明显，无规律的上腹隐痛、食欲不振、嗳气、反酸、恶心和呕吐等。自身免疫性胃炎可出现厌食、贫血、消瘦、舌炎、腹泻等症状。少数可发生上消化道出血。

2. 体征

多无明显体征，部分上腹部可出现轻微压痛。病程长，可出现消瘦、贫血等。

（四）心理、社会状况

因本病的病程迁延，病情反复发作，症状时轻时重，治疗效果欠佳，尤其是少数患者因贫血、消瘦，常怀疑自己患癌症而产生紧张、不安、焦虑等心理反应。

（五）辅助检查

1. 胃液分析

非萎缩性胃炎时胃酸多正常，自身免疫性胃炎时胃酸缺乏，多灶萎缩性胃炎时胃酸一般正常或有时增多。

2. 血清学检查

自身免疫性胃炎时血清胃泌素水平常升高，抗壁细胞抗体、抗内因子抗体或抗胃泌素抗体可呈阳性，维生素 B_{12} 浓度明显降低。

3. 胃镜及胃黏膜活组织检查

诊断慢性胃炎的可靠方法。①非萎缩性胃炎病变黏膜表现为充血性水肿、黏液分泌增多，可有局限性糜烂和出血点；活检可见黏膜浅层慢性炎症细胞浸润，腺体多正常。②萎缩性胃炎胃黏膜可呈灰白色，黏膜皱襞变细或平坦，黏膜层变薄，可透见黏膜下树枝状或网状紫蓝色血管纹。活组织检查示腺体减少，伴不同程度的慢性炎症细胞浸润，可见肠腺化生、假性幽门腺化生及异型增生等。

4. 幽门螺杆菌检查

通过胃镜检查获取胃黏膜标本做快速尿素酶试验、组织学检查及细菌培养、血清幽门螺杆菌抗体测定，^{14}C 或 ^{13}C 尿素呼气试验等方法进行检测，阳性提示炎症的活动性。

（六）诊断要点

根据患者饭后上腹部饱胀、无规律性的上腹部隐痛、食欲减退、嗳气等消化不良症状，应疑为慢性胃炎，但确诊必须依赖胃镜检查及胃黏膜活组织检查。幽门螺杆菌检测有助于病因诊断。怀疑自身免疫性胃炎应检测相关自身抗体及血清胃泌素。

（七）治疗要点

慢性胃炎尚无特效治疗。对无症状的慢性浅表性胃炎无需进行治疗。有症状的慢性胃炎治疗主要包括以下类型。

1. 根除幽门螺杆菌

根除幽门螺杆菌特别适用于：①伴有胃黏膜糜烂、萎缩及肠化生、异型增生者。②有消化不良症状者。③有胃癌家族史者。根除的治疗方案建议使用三联根治方案，对根治失败的可选用含铋剂的四联方案。

2. 对症治疗

非萎缩性胃炎：以反酸、腹痛为主要表现者，可给予黏膜保护剂如硫糖铝，H_2 受体拮抗剂如雷尼替丁，或小剂量质子泵抑制剂；黏膜萎缩、伴明显肠化生和轻、中度异型增生患者，以黏膜保护剂为主，同时给予 β 胡萝卜素、维生素 C、维生素 E、叶酸等抗氧化维生素及锌、硒等微量元素以助其逆转，并定期随访；腹胀，饭后更甚者，给予胃复安、多潘立酮、西沙必利；胆汁反流明显者，可用胃动力药及中和胆汁的黏膜保护剂如碳酸镁、瑞巴派特等治疗。

3. 自身免疫性胃炎的治疗

目前尚无特异治疗方法，有恶性贫血时注射维生素 B_{12} 后贫血可获纠正。

4. 异型增生的治疗

异型增生是胃癌的癌前病变，应予高度重视。对轻度异型增生除给予上述积极治疗外，关键在于定期随访。对肯定的重度异型增生则宜进行预防性手术，目前多采用内镜下胃黏膜切除术。

（八）主要的护理诊断／问题

1. 疼痛

腹痛与胃黏膜炎性病变有关。

2. 营养失调（低于机体需要量）

与食欲不振、厌食、消化吸收不良等有关。

3. 焦虑

与病程迁延、病情反复、担心癌变等有关。

（九）护理目标

腹痛缓解或消失；食欲增加，能合理摄取营养，体重增加；能采取有效应对措施，正确面对疾病，保持稳定和乐观的心态。

（十）一般护理

1. 休息与活动

轻症者可适当活动，但避免过度劳累，生活有规律；急性发作时或伴有上消化道出血者卧床休息，并注意环境安静、舒适。

2. 饮食

以高热量、高蛋白质、高维生素、清淡、易消化为原则。向患者说明摄取足够营养素的重要性，注意饮食卫生，宜少量多餐、定时定量、细嚼慢咽，忌暴饮暴食及餐后从事重体力劳动。避免粗糙、辛辣、过冷、过热等刺激性食物，尽量少吃或不吃烟熏、腌制食物，减少食盐摄入量，多吃蔬菜、水果。畏食患者，应鼓励患者进食，注意食物或食品的色、香、味调配；胃酸缺乏患者最好食用完全煮熟的食物，并多进刺激胃酸分泌的食物，如肉汤、鸡汤等，胃酸偏高者应避免进酸性、脂肪多的食物。鼓励患者晨起、睡前、进食前后刷牙或漱口，保持口腔清洁舒适、促进食欲。

（十一）病情观察

观察疼痛的部位、性质、程度及其变化，观察呕吐物的性状与量，对长期慢性腹痛者应监测体重及大便隐血试验，定期做胃镜检查，以及时发现病情变化。

（十二）用药护理

遵医嘱使用药物，并注意观察药物的疗效和不良反应。硫糖铝在餐前 1 h 与睡前服用最好，胃动力药如多潘立酮、西沙必利等应在餐前服用，不宜与阿托品、山莨菪碱等解痉药合用。胃酸缺乏者使用 1% 稀盐酸时，宜将药物送至舌根部咽下，服后温开水漱口。用抗胆碱药时，应注意口干、心率加快、汗闭、胃排空延缓等副作用。枸橼酸铋钾应在餐前 30 min 服用，不得与牛奶同时服用，不宜与强制酸药物同服，服药过程可使齿、舌变黑，宜用吸管直接吸入，部分患者服药后出现便秘和大便呈黑色。用阿莫西林时，应询问患者有无青霉素过敏史。甲硝唑可引起恶心、呕吐等胃肠道反应，口腔金属味，舌炎和排尿困难等不良反应，应在餐后半小时服用，出现胃肠道反应可遵医嘱服用甲氧氯普胺。

（十三）对症护理

对腹胀和腹痛患者，注意腹部保暖，避免腹部受凉，也可用热水袋局部热敷，腹部轻轻按摩；腹痛较重应遵医嘱给予解痉、制酸药物以缓解疼痛。

（十四）心理护理

关心、安慰患者，告知本病的可能原因，疾病的经过与转归。向患者及家属介绍治疗有效的病例，说明本病经过正规治疗后病情是可逆转的，即使是中度以上的不典型增生，经严密随访完全能够早期发现癌变，若及时手术仍能获得满意的疗效，使患者树立治疗信心，配合治疗，消除忧虑、恐惧心理。

（十五）健康指导

1. 疾病知识指导

帮助患者认识本病的病因，避免诱因，不随意使用对胃黏膜有刺激的各种药物，如阿司匹林、吲哚美辛、糖皮质激素等。

2. 日常生活指导

生活要有规律，保持心情愉快，防止过度劳累。注意饮食卫生，戒烟忌酒，忌暴饮暴食，合理饮食，保证足够营养。教会患者心理自我调整的方法，提高心理适应能力。保持愉悦、稳定的心态。

3. 用药指导

告知患者按医嘱正确用药，坚持治疗，向患者介绍有关药物的作用、副作用及其防范措施。

4. 定期复查

对胃黏膜萎缩严重伴肠腺上皮化生及重度异型增生者，告知其定期到医院检查，以便早期发现癌变，及时手术治疗。

（十六）护理评价

疼痛是否减轻、缓解或消失；患者营养状况是否改善；情绪是否稳定。

第二节　消化性溃疡

消化性溃疡（peptic ulcer，PU）泛指胃肠道黏膜在某种情况下被胃酸、胃蛋白酶消化而造成的溃疡。主要指发生于胃和十二指肠的慢性溃疡，即胃溃疡（gastric ulcer，GU）和十二指肠溃疡（duodenal ulcer，DU），胃溃疡好发部位是胃小弯，十二指肠溃疡好发部位是十二指肠球部，本病是全球性多发病，全世界约有 10% 的人口一生中患过此病。临床上十二指肠溃疡较胃溃疡多见。男性发病率远远高于女性。十二指肠溃疡多发于青壮年，胃溃疡的发病年龄一般较十二指肠溃疡约迟 10 年。我国南方的患病率较北方高，城市高于农村，秋冬和冬春之交是本病的多发季节。

一、护理评估

（一）病因和发病机制

幽门螺杆菌感染、胃酸分泌过多和胃黏膜保护作用减弱等因素是引起消化性溃疡的主要环节。其发生是由于对胃和十二指肠黏膜有损害作用的侵袭因素与黏膜自身防御、修复因素之间失去平衡的结果。侵袭因素过强，防御、修复因素减弱，或两者并存时，就会产生溃疡。十二指肠溃疡的发生主要与侵袭因素增强有关，而胃溃疡的形成则主要由于黏膜自身防御、修复因素减弱所致。

1. 幽门螺杆菌感染

大量研究表明，幽门螺杆菌感染是消化性溃疡的主要病因。消化性溃疡者的幽门螺杆菌感染率高，十二指肠溃疡感染率为 90% ~ 100%，胃溃疡感染率为 80% ~ 90%；幽门螺杆菌感染者中发生消化性溃疡的危险性显著增加；根除幽门螺杆菌感染可促进溃疡愈合；根除幽门螺杆菌感染可显著降低溃疡复发率。胃黏膜屏障能保护胃黏膜组织免受胃酸的损伤，当黏膜受到幽门螺杆菌感染时可使 H^+ 反弥散，导致黏膜损伤和溃疡的形成。六因素假说：将胃酸 – 胃蛋白酶、胃化生、十二指肠炎、幽门螺杆菌感染、高促胃泌素血症和碳酸氢盐分泌六个因素综合起来，解释幽门螺杆菌感染在十二指肠溃疡发病中的作用。幽门螺杆菌感染、遗传因素等引起高浓度胃酸，胃酸直接损伤上皮或引起继发性炎症使十二指肠黏膜发生胃化生，后者为幽门螺杆菌感染在十二指肠黏膜定植创造了条件。十二指肠幽门螺杆菌感染加重了局部炎症，炎症又促进了胃化生。这一恶性循环使十二指肠黏膜处于炎症和损伤中，局部碳酸氢盐分泌减少，削弱了十二指肠黏膜对胃酸、胃蛋白酶等侵袭因素的防御。而幽门螺杆菌感染所致的高促胃泌素血症刺激胃酸分泌，增强了侵袭因素的作用。侵袭因素的增强和防御因素的削弱导致溃疡的形成。

2. NSAIDs

如阿司匹林、吲哚美辛等是引起消化性溃疡的另一重要原因。NSAIDs 除直接作用于胃十二指肠黏膜导致其损伤外，主要通过抑制前列腺素合成，削弱后者对胃和十二指肠黏膜的保护作用。

3. 胃酸和胃蛋白酶

消化性溃疡的决定因素。消化性溃疡的最终形成是由于胃酸、胃蛋白酶对黏膜自身消化所致。胃酸在消化性溃疡中起主要作用。这是因为胃蛋白酶原需要盐酸激活才能转变为胃蛋白酶，从而降解蛋白质分子，损伤黏膜，而且胃蛋白酶的活性取决于胃液的 pH 值，当胃液的 pH 值上升到 4 以上时，胃蛋白酶就失去了活性。

4. 其他因素

①吸烟：可能与吸烟增加胃酸分泌、减少十二指肠碳酸氢盐分泌、降低幽门括约肌紧张和增加黏膜氧自由基损害等因素有关。

②遗传因素：消化性溃疡有家庭聚集现象，“O”型血人群中十二指肠溃疡发病率高出其他血型者约 40%。

③胃和十二指肠运动异常：胃溃疡患者胃排空延缓，可引起十二指肠液反流进入胃腔损伤胃黏膜；十二指肠患者胃排空增快，使十二指肠酸负荷增加，可损伤十二指肠黏膜。

④应激：急性应激可引起应激性溃疡。

消化性溃疡是一种多因素疾病，其中，幽门螺杆菌感染和服用 NSAIDs 是已知的主要病因。溃疡的发生是黏膜侵袭和防御因素失衡的结果。

（二）病理

十二指肠溃疡多发生在球部、幽门部前壁；胃溃疡多发生在胃小弯和幽门部后壁。溃疡一般为单个，也可多个，呈圆形或椭圆形。十二指肠溃疡直径多小于 10 mm，胃溃疡要比十二指肠溃疡大。亦可见到直径大于 2 cm 的巨大溃疡。溃疡边缘光整、底部洁净，由肉芽组织构成，上面覆盖有灰白色或灰黄色纤维渗出物。血管溃破时出血，穿破浆膜层时引起穿孔。溃疡愈合时周围黏膜炎症、水肿消退，边缘上皮细胞增生覆盖溃疡面（黏膜重建），其下的肉芽组织纤维化，变为瘢痕。

（三）身体状况

1. 症状

少数人可无症状，或以出血、穿孔等并发症为首发症状。其发作常与不良精神刺激、情绪波动、饮食失调等有关。

（1）腹痛：上腹痛是本病的主要症状，多数有以下特点。①部位：多位于上腹部，其中十二指肠溃疡可偏右，胃溃疡可偏左。②性质：可为钝痛、烧灼痛、胀痛甚至剧痛，或呈饥饿痛或不适感。③慢性过程：数月、数年反复发作。④周期性发作：发作与缓解交替出现，多在秋冬和冬春之交发作。⑤节律性疼痛：胃溃疡和十二指肠溃疡腹痛特点见表 3–1。

表 3–1　胃溃疡和十二指肠腹痛特点的比较

项目	胃溃疡	十二指肠溃疡
疼痛部位	中上腹或剑突下偏左	中上腹或中上腹偏右
疼痛时间	常于餐后 0.5 ~ 1 h 内发生，经 1 ~ 2 h 后渐缓解，到下次餐前自行消失	常发生于两餐之间，即餐后 3 ~ 4 h 内发生，持续至下一餐后缓解，又称“空腹痛”
疼痛规律	进餐 – 疼痛 – 缓解	疼痛 – 进餐（服药）– 缓解“空腹痛”“午夜痛”

（2）伴随症状：除上腹痛外，还可出现反酸、嗳气、胃灼热感、上腹饱胀、恶心、呕吐、食欲减退等消化不良症状。

2. 体征

溃疡活动期可出现上腹部固定而局限的轻压痛，十二指肠溃疡压痛点常偏右。缓解期则无明显体征。病程长者可能消瘦、体重下降。

3. 并发症

（1）上消化道出血：消化性溃疡最常见的并发症。十二指肠溃疡出血更易发生。在消化道出血的各种病因中，消化性溃疡出血占首位。轻者仅表现为黑便，重者可出现周围循环衰竭，甚至出现低血容量性休克。

（2）穿孔：溃疡病灶向深部发展穿透浆膜层所致。可有急性穿孔和慢性穿孔，急性穿孔是本病最严重的并发症，常发生于饮食过饱和饭后剧烈运动，表现为上腹突然剧痛并迅速向全腹弥散的持续性腹痛，弥漫性腹部压痛、反跳痛、肌紧张，肝浊音界消失。慢性穿孔为溃疡穿透并与邻近器官、组织粘连，使胃肠内容物不流入腹腔，又称穿透性溃疡，表现为疼痛规律发生改变，呈顽固而持久的疼痛并向背部放射。

（3）幽门梗阻：上腹部饱胀不适或呕吐，上腹部饱胀以餐后为甚，呕吐后可以减轻，呕吐物量多，内含发酵宿食。若为溃疡周围炎性水肿、痉挛所致，为暂时性梗阻，内科治疗有效。溃疡处瘢痕形成并收缩所致者，内科治疗无效，多需外科手术或内镜下扩张治疗。

（4）癌变：1% ~ 2% 的胃溃疡可发生癌变，十二指肠溃疡极少癌变。

（四）心理、社会状况

消化性溃疡好发于青壮年，心理反应可随患者的个性特点和行为方式不同而异，有情绪不稳、坐立不安、心神不宁、易激动或过度兴奋，也可有自负、焦虑、易抑郁，出现并发症时则产生紧张、恐惧等心理反应。

（五）辅助检查

1. 胃液分析

十二指肠溃疡胃酸分泌增高，胃溃疡胃酸分泌正常或低于正常。

2. X 线钡餐检查

适用于对胃镜检查有禁忌或不愿接受胃镜检查者。龛影为溃疡的 X 线直接征象，是诊断溃疡病的可靠依据之一；十二指肠球部激惹和变形、胃大弯侧痉挛性切迹等为溃疡的间接征象。

3. 胃镜及黏膜活组织检查

确诊消化性溃疡首选的检查方法，可直接观察溃疡的部位、大小、性质，并可取活组织做病理检查和幽门螺杆菌检查。

4. 粪便隐血试验

溃疡活动期可为阳性，如胃溃疡患者持续性阳性提示癌变的可能。

5. 幽门螺杆菌检测

消化性溃疡的常规检测项目，十二指肠溃疡患者的检测率较胃溃疡高，阳性的出现常提示溃疡活动期。

（六）诊断要点

根据本病具有慢性病程、周期性发作和节律性中上腹部疼痛等特点，可做出初步诊断，但确诊需要依靠 X 线钡餐检查和胃镜检查及病理活检。

（七）治疗要点

消化性溃疡治疗的目的是消除病因、缓解症状、愈合溃疡、防止复发和预防并发症。

1. 一般治疗

保持乐观态度，生活有规律；活动期应注意休息；合理饮食，戒烟、酒、浓茶、咖啡；停用或慎用 NSAIDs 和糖皮质激素等药物。

2. 药物治疗

（1）降低胃酸的药物：包括抗酸药和抑制胃酸分泌药两类。①抗酸药：具有中和胃酸、降低胃蛋白酶活性、缓解疼痛、促进溃疡愈合的作用。常用的有氢氧化铝凝胶、铝碳酸镁及其复方制剂等，餐后 1 h 和睡前服用。②抑制胃酸分泌药：目前临床上常用的有 H_2 受体拮抗剂（H_2RA）和质子泵抑制剂（PPI）两大类。H_2RA 是通过选择性竞争结合壁细胞 H_2 受体而抑制壁细胞分泌胃酸，可选用西咪替丁、雷尼替丁、法莫替丁和罗沙替丁等，疗程 4 ~ 6 周；PPI 是通过抑制壁细胞分泌胃酸的关键酶即 H^+-K^+-ATP 酶，使其不可逆失活，从而抑制胃酸分泌，该药尚有黏膜保护及抗幽门螺杆菌的作用，与 H_2RA 可作为胃、十二指肠溃疡的抗酸分泌首选药物，可用奥美拉唑、兰索拉唑、泮托拉唑和拉贝拉唑等。

（2）保护胃黏膜药物：①硫糖铝：可黏附在溃疡面上，阻止胃酸、胃蛋白酶侵袭溃疡面并促进内源性前列腺素合成，主要用于胃溃疡的治疗，便秘是其主要的不良反应。每天餐前 30 min 及睡前服用 1 g，嚼碎后口服，疗程为 4 ~ 8 周。②枸橼酸铋钾（胶体次枸橼酸铋，CBS）：除有较强的抗幽门螺杆菌作用外，还有硫糖铝类似的作用。此药不宜长期服用，以免铋在体内过量蓄积。每天餐前 30 min 及睡前服用 1 g，嚼碎后口服，疗程为 4 ~ 8 周。③米索前列醇：属前列腺素类药物。具有增加胃、十二指肠黏膜黏液和碳酸氢盐分泌的作用，具有增加黏膜血流和一定的抑制胃酸分泌的作用，主要用于 NSAIDs 相关性溃疡预防。腹泻是其主要的不良反应。

（3）抗胆碱能药物：主要有阿托品、山莨菪碱、哌仑西平等。此类药物能抑制胃酸分泌、降低胃肠平滑肌张力而使疼痛减轻或缓解，但可使胃排空延缓，不宜用于胃溃疡的治疗，可用于十二指肠溃疡的治疗，且副作用少，作用较阿托品强的选择性受体拮抗剂哌仑西平，餐前 30 min 服用。

（4）抗幽门螺杆菌治疗：根除幽门螺杆菌可加速溃疡的愈合，降低复发率和减少并发症，有可能彻底治愈消化性溃疡。单一药物效果较差，联合用药可提高根除率，减少耐药性，目前推荐三联疗法，即以质子泵抑制剂（PPI）或胶体铋剂为基础加上两种抗生素。如奥米拉唑或枸橼酸铋钾（CBS）加上阿莫西林和甲硝唑，1 个疗程为 7 天。并在结束治疗至少 4 周后复查幽门螺杆菌，以确定幽门螺杆菌是否根除。

3. 外科手术治疗

对于大量出血经内科治疗无效、急性穿孔、瘢痕性幽门梗阻、胃溃疡疑有癌变及正规治疗无效的顽固性溃疡可选择手术治疗。

二、主要的护理诊断 / 问题

1. 疼痛

上腹痛与胃酸刺激溃疡面或胃酸作用于溃疡引起化学性炎症有关。

2. 营养失调（低于机体需要量）

与疼痛或饱胀不适致摄入量减少及消化吸收障碍有关。

3. 焦虑

与疾病反复发作，病程迁延等有关。

4. 潜在并发症

出血、穿孔、幽门梗阻、癌变。

三、护理目标

能避免导致和加重疼痛的因素，疼痛减轻或消失；食欲改善，营养状况得到改善；情绪稳定，焦虑减轻或消失；并发症能得到有效预防或减少。

四、护理措施

（一）一般护理

1. 休息与活动

溃疡活动期或粪便隐血试验阳性的患者应卧床休息，症状较轻的患者可边工作边治疗，注意劳逸结合，避免过度劳累、紧张，保持良好的心情。

2. 饮食护理

合理饮食可避免或减轻疼痛，改善营养状况，促进康复。

（1）少食多餐：急性活动期应少食多餐，每天 5 ~ 6 餐，以脱脂牛奶、稀饭、面条等偏碱性食物为宜。少食多餐可中和胃酸，减少胃的饥饿性蠕动，同时可避免过饱所引起的胃窦部扩张，刺激促胃液素的分泌。牛奶宜安排在两餐之间饮用，牛奶中的钙质吸收有刺激胃酸分泌的作用，故不宜多饮。

（2）适量摄取脂肪：脂肪到达十二指肠时虽能刺激小肠黏膜分泌肠抑胃泌素，抑制胃酸分泌，但同时又可引起胃排空延缓，胃窦扩张，致胃酸分泌增多，故脂肪摄取应适量。

（3）饮食禁忌：忌食辛辣、过冷、油炸、浓茶等刺激性食物及饮料，戒烟酒。

（4）营养监测：定期测量体重、监测血清白蛋白和血红蛋白等营养指标。

（二）病情观察

重点观察呕吐物及粪便性状，以尽早发现出血、幽门梗阻；观察腹痛的性质、部位及腹痛波及范围，有无腹膜刺激征等穿孔迹象；注意患者全身状态及治疗反应的变化，以尽早发现癌变的可能性。

（三）用药护理

1. H_2受体拮抗剂

药物应在餐前服用，也可1天的剂量在睡前顿服。若需同时服用抗酸药，则两药应间隔1 h以上。若静脉给药应注意控制速度，速度过快可引起低血压和心律失常。西咪替丁不良反应较多，影响肝肾功能和血象，用药期间注意监测肝肾功能和血常规。雷尼替丁和法莫替丁不良反应较少。

2. 质子泵抑制剂

一般每天用药1次，空腹服，或每天2次，早晚各服用1次。奥米拉唑不良反应较少，但有头晕等不适，因此，初次应用时应减少活动。兰索拉唑的主要不良反应包括荨麻疹、皮疹、头痛、口苦、肝功能异常等。泮托拉唑的不良反应较少，偶可引起头痛和腹泻。不良反应较重时应立即停药。

3. 抗酸药

如氢氧化铝凝胶等，应在餐后1 h和睡前服用。服用片剂时应嚼服，乳剂给药前应充分摇匀。抗酸药应避免与奶制品同时服用，因两者相互作用可形成络合物。抗酸剂还不宜与酸性食物、饮料同服。长期大量服用氢氧化铝凝胶能阻碍磷的吸收，引起磷缺乏症，还可引起便秘、代谢性碱中毒与钠潴留。镁制剂易引起腹泻。用药期间要加强观察。

4. 胃黏膜保护剂

因硫糖铝在酸性环境下有效，所以应在餐前1h给药。硫糖铝全身不良反应少，可引起便秘。胶体铋剂在酸性环境下起作用，故在餐前1 h服用，短期服用除有舌苔和粪便变黑外很少有其他不良反应。长期服用会造成铋在体内大量堆积引起神经毒性，故不宜长期应用。米索前列醇的常见不良反应是腹泻，可引起子宫收缩，故孕妇禁服。

5. 抗胆碱能药

不宜用于胃溃疡，不良反应有心率加快、口干、瞳孔散大、汗闭、尿潴留等。幽门梗阻、近期溃疡出血、青光眼、前列腺肥大者忌用。

（四）并发症的护理

1. 上消化道出血

及时通知医生，安置患者平卧位，头偏向一侧。迅速建立静脉通道，做好输液、输血准备。呕血后立即清除血迹和呕吐物，安慰患者，消除患者紧张心理，必要时遵医嘱给镇静剂。密切观察病情变化，遵医嘱用药，无效者尽快做好术前准备。

2. 急性穿孔

应立即卧床，禁食及胃肠减压。迅速建立静脉通道，输液、备血。做好术前准备。

3. 幽门梗阻

轻症可进流质饮食，重症需禁食、静脉补液、胃肠减压、准确记录出入液量，并定期复查血电解质。内科治疗无效者，做好术前准备。

4. 癌变

定期复查，应做好术前准备。

（五）心理护理

不良的心理因素可诱发和加重病情。消化性溃疡的患者因疼痛刺激或并发出血，易产生紧张、焦虑等不良情绪，使胃黏膜保护因素减弱，损害因素增加，病情加重。故应为患者创造安静、舒适的环境，减少不良刺激；同时多与患者交谈，使患者了解本病的诱发因素、疾病过程和治疗效果，增强治疗信心，克服焦虑、紧张心理。

（六）健康指导

1. 疾病知识指导

向患者及家属介绍疾病基本知识、导致溃疡复发与加重的诱因。合理安排休息与活动，睡眠充足，劳逸结合，精神放松，心态良好。

2. 生活指导

指导患者保持乐观的情绪、规律的生活，合理安排生活和工作，保证充足的睡眠和休息，避免过度紧张和劳累；指导患者建立合理的饮食习惯和结构，忌暴饮暴食、进过冷或过热的食物，避免摄入刺激性食物，戒烟、戒酒。

3. 用药指导

遵医嘱用药，告知药物的不良反应，指导患者坚持治疗，不可随意停药，禁用或慎用对胃黏膜有损害的药物，如阿司匹林、吲哚美辛和糖皮质激素等。

4. 定期复查

对有长期慢性胃溃疡病史，年龄在45岁以上，尤其是男性的患者，经严格内科治疗4～6周症状无好转、粪便隐血试验持续阳性者，应警惕癌变，需进一步检查和定期随访。及时识别并发症征象，若上腹部疼痛节律发生改变或加剧、出现呕血或黑便时，应立即就诊。

五、护理评价

疼痛有无减轻或消失；食欲有无改善，体重是否增加，营养状况有无得到改善；情绪是否稳定，能否保持良好的心理状态；并发症是否得到有效预防，减少或未发生并发症。

第三节　肝硬化

肝硬化（hepatic cirrhosis）是一种由不同病因引起的慢性、进行性、弥漫性肝病。临床上以肝功能损害和门静脉高压为主要表现，晚期常出现消化道出血、肝性脑病、继发感染等严重并发症。本病是严重、不可逆的肝脏疾病，是我国常见疾病和主要死亡病因之一。发病高峰年龄在35～48岁，男女比例为（3.6～8）：1。

一、护理评估

（一）健康史

1. 病因

引起肝硬化的病因众多，我国以病毒性肝炎最常见，国外以酒精中毒所致者多见，值得注意的是同一患者可有多种致病因素同时存在。

（1）病毒性肝炎：主要是乙型病毒性肝炎，其次是丙型或乙型加丁型重叠感染，甲型和戊型病毒性肝炎一般不发展为肝硬化。

（2）慢性酒精中毒：国外肝硬化的常见原因。长期大量饮酒（每日摄入乙醇80 g持续10年以上），乙醇及其中间代谢产物（乙醛）对肝脏的毒性作用，继而发展为肝硬化。

（3）血吸虫病：长期反复感染血吸虫者，虫卵沉积在汇管区或毒性产物的刺激引起纤维组织增生，造成血吸虫病性肝纤维化。

（4）循环障碍：慢性充血性心力衰竭、缩窄性心包炎、肝静脉和（或）下腔静脉阻塞综合征等使肝细胞长期瘀血性缺氧、坏死，继而纤维组织增生，最终发展为肝硬化。

（5）化学毒物或药：长期接触四氯化碳、砷、磷等化学毒物或长期服用对肝脏有毒的药物如双醋酚汀、甲基多巴、四环素、抗结核药或抗肿瘤药等，可引起中毒性肝炎，进而演变为肝硬化。

（6）营养障碍：长期食物中缺乏蛋白质、维生素、抗脂肪肝物质如胆碱等，或慢性炎症性肠病致吸收不良和营养失调，均可造成肝细胞脂肪变性和坏死而演变成肝硬化。

（7）胆汁淤积：长期存在的肝内淤胆或肝外胆管阻塞所致的胆汁淤积，可引起胆汁性肝硬化。

（8）其他：如铜氧化酶缺陷引起的铜代谢障碍所致的肝豆状核变性，铁代谢障碍所致的血色病，均可导致大量的铜和铁沉积于肝脏，引起肝细胞损害并演变为肝硬化。自身免疫性肝炎亦可进展为肝硬化。部分患者发病原因难以确定，称为隐源性肝硬化。

2. 发病机制

肝硬化的发生、发展、演变一般经过致病因素作用造成大量肝细胞变性、坏死，肝小叶纤维支架破坏，残存肝细胞不沿原支架排列，形成不规则的再生结节；汇管区和肝包膜大量纤维结缔组织增生，包绕再生结节或残留肝小叶重新分割，改建成假小叶而形成肝硬化的典型形态改变。上述改变使肝内血管受到再生结节挤压，血管床缩小、闭塞或扭曲，肝内门静脉、肝静脉和肝动脉失去正常关系，发生异常吻合，导致肝内血液循环紊乱，这是形成门静脉高压的病理基础，更进一步加重肝细胞营养障碍，促使肝硬化病变进一步发展。

3. 病理

肝的大体形态表现为肝脏变形，早期肿大，晚期明显缩小，表面有弥漫性大小不等的结节。根据结节形态，病理上可分为：①小结节性肝硬化：结节大小相仿，直径多为 3 ~ 5 mm，假小叶大小亦一致，此型最常见。②大结节性肝硬化：多由大片状肝坏死引起，结节大小不均，直径为 1 ~ 3 cm，最大可达 5 cm，假小叶亦大小不等。③大小结节混合性肝硬化：即肝内同时存在大、小结节两种病理形态，此型肝硬化亦属常见。

（二）身体状况

肝硬化患者多数起病隐匿，病情进展缓慢，少数因短期内大片肝坏死，3 ~ 6 个月便发展为肝硬化。临床上一般将肝硬化分为肝功能代偿期和肝功能失代偿期，但两期界限不明显。

1. 肝功能代偿期

早期症状较轻，缺乏特异性。主要有乏力、食欲不振、恶心、呕吐、腹胀、腹泻、上腹不适或隐痛等，以乏力、食欲不振为主要表现，且出现最早。症状常因劳累或伴发病时出现，休息或治疗后可减轻或缓解。患者营养状况一般，肝可稍大，质偏硬，脾可轻度肿大，肝功能多正常或轻度异常。

2. 肝功能失代偿期

以肝功能减退和门静脉高压症为主要表现。

（1）肝功能减退的临床表现：①全身症状：一般情况及营养状况较差，可有消瘦、乏力、精神不振、皮肤干枯粗糙、肝病面容（面色黝黑或面色灰暗）、不规则低热、水肿、舌炎和口角炎等。②消化道症状：食欲减退明显，恶心、呕吐、餐后上腹饱胀不适、腹痛等，稍进食油腻饮食易引起腹泻，半数以上有轻度黄疸，少数有中、重度黄疸。③出血倾向和贫血：患者常有鼻出血、牙龈出血、皮肤紫癜、胃肠出血等出血倾向，与肝脏合成凝血因子减少、脾功能亢进和毛细血管脆性增加有关。并常出现不同程度的贫血，由食欲不振、肠道吸收障碍、出血及脾功能亢进等引起。④内分泌功能紊乱表现：雌激素增多，雄激素和糖皮质激素减少，表现为蜘蛛痣、肝掌、性功能减退、男性乳房发育、睾丸萎缩、毛发脱落等，女性患者则出现月经失调、闭经、不孕等。肾上腺皮质功能减退时，患者面部和其他暴露部位皮肤色素沉着，因肝脏对雌激素灭活作用减退，致雌激素升高，通过负反馈抑制腺垂体分泌促性腺激素及促肾上腺皮质激素的功能。肝脏对醛固酮和抗利尿激素的灭活作用减弱，导致醛固酮和抗利尿激素增多，造成肾远曲小管和集合管对钠、水的重吸收增加，表现为水肿、尿量减少、腹水等。

（2）门静脉高压症的临床表现：①脾肿大：多为轻、中度脾肿大，为脾长期瘀血所致。晚期常伴有周围血中红细胞、白细胞和血小板减少，称为脾功能亢进。②侧支循环的建立和开放：门静脉高压症的特征表现，当门静脉压超过 200 mmH_2O 时，门、腔静脉侧支循环建立。临床上重要的侧支循环有 3 支：食管下段和胃底静脉曲张；腹壁静脉曲张，在脐周和腹壁可见迂曲的静脉，以脐为中心向上及下腹延伸，外观呈水母头状；痔静脉曲张，形成内痔。③腹水：肝硬化肝功能失代偿期最突出的临床表现，75% 以上的失代偿期患者有腹水。中等量以上腹水时常有腹胀和移动性浊音；大量腹水时可见腹部隆起，腹壁绷紧发亮，状如蛙腹，可发生脐疝，并使横膈抬高引起呼吸困难和心悸等表现。部分患者可伴有胸腔积液，以右侧多见。腹水的形成是多因素作用的结果，由门静脉压力增高、低白蛋白血症导致的血浆胶体渗透压降低、肝淋巴液生成过多、继发性醛固酮和抗利尿激素增多、有效循环血容量不足所致。

肝脏情况：早期肝脏增大，表面尚光滑，质地中等硬；晚期肝脏缩小、质地坚硬、表面结节状。

（3）并发症：①上消化道出血：最常见的并发症，易引起失血性休克或诱发肝性脑病，病死率高。

出血原因多数由食管下段和胃底静脉曲张破裂所致。②感染：易并发肺部感染、胆道感染、败血症、自发性腹膜炎等。自发性腹膜炎的致病菌多为革兰阴性杆菌，是肠道内细菌异常繁殖，通过肠壁或侧支循环进入腹腔引起，出现发热、腹痛、腹水迅速增长或持续不减、腹膜刺激征。③肝性脑病：最严重的并发症，也是最常见的死亡原因。④原发性肝癌：肝脏短期内迅速增大、持续性肝区疼痛、血性腹水、不明原因发热等情况应考虑并发原发性肝癌。⑤肝肾综合征：又称功能性肾衰竭。大量腹水时，引起有效循环血容量不足及肾内血液重新分布等因素引起功能性肾衰竭。⑥电解质和酸碱平衡紊乱：常见有低钠、低钾、低氯血症和代谢性碱中毒，可诱发和加重肝性脑病。

（三）心理、社会状况

慢性病，病程长，病理变化逐渐加重且常不可逆，症状明显、久治不愈。患者常表现为思想负担沉重、消极、情绪低落和焦虑，甚至出现愤怒、绝望等不良情绪，对治疗和生存失去信心，或产生过度依赖医护人员的心理。长期治疗使家庭经济负担沉重，患者和家属出现厌倦、失望、绝望等。

（四）辅助检查

1. 血常规检查

代偿期多正常。失代偿期可有不同程度的贫血。脾功能亢进时红细胞、白细胞、血小板均减少。

2. 尿常规检查

代偿期正常。失代偿期有蛋白尿、血尿和管型尿，黄疸时可有胆红素及尿胆原增加。

3. 肝功能检查

代偿期多正常或轻度异常。失代偿期转氨酶有轻、中度升高，血清白蛋白（A）降低，球蛋白（G）增高，A/G 降低或倒置，γ 球蛋白显著增高。凝血酶原时间有不同程度延长，注射维生素 K 后不能纠正。

4. 腹水检查

一般为漏出液，并发自发性腹膜炎时，腹水透明度降低，比重介于漏出液与渗出液之间。白细胞数增多，并发结核性腹膜炎时以淋巴细胞增高为主。腹水为血性应警惕癌变，需做细胞学检查。

5. 免疫功能检查

免疫球蛋白 IgG、IgA 增高。多数患者 T 淋巴细胞数低于正常，抗核抗体、抗平滑肌抗体、抗线粒体抗体阳性。若为病毒性肝炎引起者，病毒标记物可呈阳性反应。

6. 影像学检查

X 线食道吞钡检查对诊断食管胃底静脉曲张有价值，可见钡剂在食管黏膜上分布不均，有虫蚀样或蚯蚓状充盈缺损，纵行黏膜皱襞增宽，胃底呈菊花样充盈缺损。B 超、CT 和 MRI 检查可显示肝脾形态改变、脾静脉和门静脉内径增宽及腹水情况。

7. 内镜检查

纤维胃镜检查可观察静脉曲张及其分布和程度，并发上消化道出血时，紧急胃镜检查可确定出血部位，并可进行止血治疗。腹腔镜检查可直接观察肝脏、脾脏情况，并可在直视下对病变明显处进行穿刺做活组织检查。

8. 肝穿刺活组织检查

对诊断有确诊价值，并有助于决定治疗方案和判断预后。若见假小叶形成可确诊为肝硬化。

（五）诊断要点

肝硬化代偿期不易确诊。对原因不明的肝脾大、慢性病毒性肝炎、长期大量饮酒者应定期随访，肝穿刺活组织检查有利于早期确诊。失代偿期的诊断依据有病毒性肝炎、长期饮酒等病史，肝功能减退和门静脉高压症的临床表现及肝功能试验异常等。

（六）治疗要点

本病尚无特效治疗，关键在于早期诊断，加强病因和一般治疗，缓解病情，延长代偿期和保持劳动力。

1. 一般治疗

代偿期患者适当减少活动，避免过度劳累，宜进高热量、高蛋白、高维生素易消化饮食。失代偿期患者注意休息以减轻肝脏负担，肝功能损害严重或有肝性脑病先兆者，应控制或禁食蛋白质，有腹水者应低盐饮食。禁酒，禁用对肝脏有损害的药物，避免进食粗糙、坚硬食物以免发生食管胃底静脉曲张破裂出血。

2. 药物治疗

尚无特效药。可选用抗纤维化药物如秋水仙碱、糖皮质激素、丹参等，保护肝细胞药物如熊去氧胆酸、维生素类、甘草酸等，可用于有转氨酶及胆红素升高的肝硬化患者。

3. 腹水的治疗

（1）消除诱因：注意休息，控制感染，限制钠、水摄入等。

（2）利尿剂的应用：首选醛固酮拮抗剂螺内酯，常与袢利尿剂呋塞米合用，联合用药可起协同作用。利尿剂从小剂量开始，利尿期间每日体重下降不超过 0.5 kg。

（3）提高血浆胶体渗透压：可定期输注白蛋白、血浆，不仅可提高血浆胶体渗透压，促进腹水消退，也有利于患者全身状况和肝功能的改善。白蛋白剂量为 25 ~ 60 g/d，总量 400 ~ 600 g，在使用白蛋白时应继续使用利尿剂，以增强利尿的效果，同时应避免大剂量使用白蛋白，以防血容量剧增引起曲张的食管胃底静脉破裂出血。

（4）顽固性腹水的治疗：可采用放腹水、自身腹水浓缩回输术、胸导管颈内静脉吻合术、腹腔 – 颈内静脉分流术、经颈静脉肝内门体分流术、肝移植等治疗方法。放腹水治疗不作为常规治疗，对严重腹水合并脐疝者或致膈肌明显提高而影响呼吸者，可考虑做腹腔穿刺放腹水。自身腹水浓缩回输术是近年来治疗难治性腹水所采用的安全、简便、经济、有效的方法。

4. 手术治疗

有各种分流、断流术和脾切除术等，目的是降低门静脉系统压力和消除脾功能亢进。晚期肝硬化患者有条件可进行肝移植手术，可改善患者的预后。

5. 并发症治疗

自发性腹膜炎的治疗应早期、足量、联合使用抗菌药物，并加强支持治疗。肝肾综合征重在预防，控制上消化道出血、感染等诱发因素。严格控制输液量，纠正水、电解质和酸碱平衡失调；输注右旋糖酐、白蛋白，并在此基础上应用利尿剂，使用血管活性药物多巴胺等。

二、主要的护理诊断 / 问题

1. 营养失调（低于机体需要量）

与肝功能减退、食欲不振、消化吸收障碍有关。

2. 体液过多

与肝功能减退、门静脉高压、醛固酮和抗利尿激素增多有关。

3. 有皮肤完整性受损的危险

与营养不良、水肿、瘙痒、长期卧床有关。

4. 焦虑

与病情反复、担心疾病的预后不佳、经济负担压力有关。

5. 潜在并发症

上消化道出血、肝性脑病、原发性肝癌、肝肾综合征、电解质紊乱和酸碱平衡失调等。

三、护理目标

（1）合理调整饮食，摄取营养能满足机体需要，营养状况得到改善。

（2）腹水和水肿减轻或消失，身体舒适感增加。

（3）皮肤无破损和感染。

（4）能采取有效应对措施，焦虑等不良情绪得到纠正，对治疗和生活信心增加。

四、护理措施

（一）一般护理

1. 休息与活动

根据病情合理安排患者的休息与活动，休息是保护肝脏的重要措施之一，休息可减轻肝脏负担，降低门静脉压力，增加肝脏血流量，促进肝细胞修复，改善腹水和水肿，充足的睡眠可增加糖原和蛋白质的合成。肝功能代偿期患者可适度活动，但要避免过度疲劳；肝功能失代偿期患者以卧床休息为主，根据病情安排适量的活动，活动量以不感到疲劳、不加重症状为度。

2. 饮食护理

合理的饮食是改善肝功能、延缓病情进展的基本措施。遵循高热量、高蛋白质、高维生素、易消化饮食原则，并根据病情变化及时调整。保证热量，每日供给 300 ~ 400 g 糖，以利于肝细胞再生；蛋白质每日每千克体重 1.0 ~ 1.5 g，应以高生物效价的蛋白质为主，如豆制品、鸡蛋、牛奶、鱼、瘦猪肉等，充足的蛋白质有助于肝细胞修复和维持血浆白蛋白正常水平，有利于腹水和水肿的消退。但肝功能损害严重或肝性脑病先兆时应严格限制或暂禁蛋白质摄入。宜进食富含维生素的食物如粗粮、绿豆、西红柿等，以促进肝细胞修复、保护肝脏功能及增强肝脏解毒功能；脂肪摄入过多易引起脂肪肝、阻止肝糖原的合成和使肝功能衰退，应适当限制脂肪摄入，以 50 g/d 左右为宜；尽量食用以蒸、煮、炖、熬、烩等加工方法制作的食物，以利消化吸收，避免食用强烈的调味品和乙醇饮料，以减轻肝脏负担；食管胃底静脉曲张患者应进软食，进餐时细嚼慢咽，食团宜小且表面光滑，避免进食粗糙、坚硬、刺激性强的食物；药物应磨成粉末服用，以免引起食管胃底静脉曲张破裂出血；腹水患者应限制钠、水的摄入量，每日钠的入量宜限制在 500 ~ 800 mg（氯化钠 1.2 ~ 2.0 g），水限制在每日 1 000 mL 左右，并根据尿量、腹水消退和血钠情况适时调整；严禁饮酒。

（二）皮肤护理

保持皮肤清洁，每日温水沐浴，水温不宜过高，忌用刺激性沐浴液或皂类，沐浴后可用性质柔和的润肤品，以减轻皮肤干燥和瘙痒。皮肤瘙痒明显者勿用手抓挠，防止损伤皮肤，可用局部冷敷、薄荷油涂擦，或遵医嘱给予止痒处理。衣服宜柔软、宽大、吸汗，床铺应平整、干燥、清洁。注意定期更换体位，臀部、阴囊、下肢、足部水肿可用棉垫托起，受压部位皮肤给予热敷和按摩以促进局部血液循环，改善皮肤的营养代谢，以免受压部位发生压疮及继发感染。

（三）腹水护理

注意休息，取适宜的体位，腹水量少时取平卧位，以利增加肝、肾血流和改善肝细胞营养；大量腹水时取半卧位，使膈肌下降，减轻呼吸困难和心悸；卧床时抬高下肢，阴囊水肿者可用托带托起阴囊，以利水肿消退。限制钠、水的摄入量，准确记录出入量，定期测量并记录腹围和体重情况，观察腹水消退情况。大量腹水时，应避免腹内压骤增的情况，如剧烈咳嗽、呕吐、用力排便、打喷嚏等；遵医嘱正确使用利尿剂和血浆、白蛋白，利尿剂易引起水、电解质紊乱和酸碱平衡失调，应注意加强电解质的监测，发现高血钾、低血钾及酸碱平衡紊乱时，应遵医嘱加以纠正，以免诱发肝性脑病等；使用白蛋白时应注意控制总量，以防过量使血容量剧增诱发食管胃底静脉曲张破裂出血；对实施腹腔穿刺放腹水治疗的患者，应协助做好腹腔穿刺的操作前准备、术中配合及操作后护理，放腹水时注意记录腹水量、颜色、性质等；对接受自身腹水浓缩回输治疗者，应注意观察患者出现的反应，腹水有感染时不可回输。

（四）病情观察

注意观察患者有无上消化道出血、自发性腹膜炎、肝性脑病、肝肾综合征、原发性肝癌等并发症的临床表现，及早发现及处理。

（五）心理护理

给予患者精神上的安慰和支持，对肝硬化患者在病程中出现的各种心理变化给予理解、同情，耐心解释患者所提出的问题，鼓励患者说出其内心感受和忧虑，同时发挥家庭等支持系统的作用，指导患者及家属正确应对治疗和护理中出现的各种情况，减轻患者心理负担，增加其配合治疗和护理的依从性，保持愉快心情，促进身心康复。

（六）健康指导

1. 知识指导

向患者和家属介绍疾病基本知识和自我护理的方法，消除思想顾虑和精神压力，树立战胜疾病的信心，把治疗与护理计划落实到日常生活中。

2. 休息指导

生活起居有规律，根据自身病情掌握活动的时间与活动量，注意劳逸结合，保证足够的休息和睡眠，合理安排工作与生活，同时注意情绪的调节和稳定。

3. 饮食指导

向患者及家属说明饮食治疗的意义、原则和方法，强调饮食的重要性，帮助制订切实可行的饮食计划，注意蛋白质、钠盐等的合理补充，养成良好的饮食卫生习惯，戒烟、酒。

4. 用药指导

介绍所用药物的名称、剂量、给药方法、给药时间及药物的疗效和副作用等，教育患者应遵医嘱用药，避免滥用对肝脏有损害的药物，以免加重肝脏的负担和肝功能损害。

5. 定期复查

帮助患者及家属认识定期复查的重要意义，教会患者早期识别病情变化，熟知并发症的诱因和基本表现，出现相关症状或先兆时及时就诊。

第四章　泌尿系统疾病

第一节　肾小球肾炎

一、急性肾小球肾炎

急性肾小球肾炎（acute glomerulo nephritis，ACN），简称急性肾炎，是一组起病急，以血尿、蛋白尿、水肿和高血压为特征的肾脏疾病，可伴有一过性肾损害。多见于链球菌感染后，其他细菌、病毒和寄生虫感染后也可引起。本节主要介绍链球菌感染后急性肾炎。

（一）病因与发病机制

急性链球菌感染后肾小球肾炎（post-streptococcalglomerulonephritis，PSGN）常发生于 β 溶血性链球菌“致肾炎菌株”引起的上呼吸道感染（如急性扁桃体炎、咽炎）或皮肤感染（脓疱疮）后，其发生机制是链球菌的胞壁成分或某些分泌蛋白刺激机体产生抗体，形成循环免疫复合物沉积于肾小球或原位免疫复合物种植于肾小球，最终发生免疫反应引起的双侧肾脏弥漫性的炎症。

本病病理类型为毛细血管内增生性肾炎，病变呈弥漫性，以肾小球内皮细胞及系膜细胞增生为主，肾小管病变不明显。

（二）临床表现

本病好发于儿童，男性多见。发病前常有前驱感染，潜伏期为 1 ～ 3 周，平均 10 天，其中皮肤感染引起者的潜伏期较呼吸道感染稍长。起病多较急，病情轻重不一，轻者可无明显临床症状，仅表现为镜下血尿及血清补体异常，重者表现为少尿型急性肾衰竭。预后大多较好，常在数月自愈。典型者呈急性肾炎综合征的表现。

1. 尿液改变

（1）尿量减少：见于大部分患者起病初期，尿量常降至 400 ～ 700 mL/d，1 ～ 2 周后逐渐增多，但无尿少见。

（2）血尿：常为首发症状，几乎见于所有患者，约 40% 呈肉眼血尿。肉眼血尿多于数日或 1 ～ 2 周后转为镜下血尿，镜下血尿持续时间较长，常 3 ～ 6 月或更久。

（3）蛋白尿：绝大多数患者有蛋白尿，多为轻、中度，每天尿蛋白不超过 3.5 g，少数为大量蛋白尿，达到肾病综合征水平。

2. 水肿

常为首发症状，见于 80% 以上患者。主要为肾小球滤过率下降导致水钠潴留所引起，多表现为晨起眼睑水肿，可伴有双下肢水肿，严重者可出现全身性水肿、胸腔积液和腹水。

3. 高血压

见于80%的患者，多为一过性的轻、中度高血压。其发生主要与水钠潴留有关，故积极利尿后血压可很快恢复正常。严重高血压较少见，重者可发生高血压脑病。

4. 肾功能异常

部分患者在起病早期可因尿量减少而出现一过性轻度氮质血症，常于1～2周后，随尿量增加而恢复至正常，仅极少数患者可出现急性肾衰竭。

5. 并发症

部分患者在急性期可发生较严重的并发症。

（1）心力衰竭：以老年患者多见。多在起病后1～2周内发生，但也可为首发症状，其发生与水钠潴留、循环血量过多有关。

（2）高血压脑病：以儿童多见，多发生于病程早期。

（3）急性肾衰竭：极少见，为总性肾小球肾炎死亡的主要原因，但多数可逆。

（三）实验室及其他检查

1. 尿液检查

几乎所有患者均有镜下血尿，尿中红细胞为多形性红细胞。尿沉渣中常有红细胞管型、颗粒管型，并可见白细胞、上皮细胞。尿蛋白多为+～++，20%可有大量蛋白尿。

2. 抗链球菌溶血素“O”抗体（ASO）测定

ASO常在链球菌感染后2～3周出现，3～5周滴度达高峰而后逐渐下降。ASO滴度明显升高表明近期有链球菌感染，其滴度高低与链球菌感染严重性相关，但早期应用青霉素后，滴度可不高。

3. 血清补体测定

发病初期总补体及C_3均明显下降，8周内逐渐恢复至正常水平。血清C_3的动态变化是PSCN的重要特征。

4. 肾功能检查

可有轻度肾小球滤过率降低，血尿素氮和血肌酐升高。

（四）诊断要点

链球菌感染1～3周出现血尿、蛋白尿、水肿和高血压等肾炎综合征表现，血清C_3降低，病情于发病8周内逐渐减轻至完全恢复者，即可诊断为急性肾小球肾炎。病理类型需行肾活组织检查确诊。

（五）治疗要点

治疗以卧床休息、对症处理为主，积极预防并发症和保护肾功能，急性肾衰竭患者应予短期透析。

1. 一般治疗

急性期应卧床休息，直至肉眼血尿消失、水肿消退及血压恢复正常。限制水钠摄入，根据病情予以特殊的治疗饮食。

2. 对症治疗

经限制水钠摄入后水肿仍明显者，应适当使用利尿剂治疗。若经限制水钠和应用利尿剂后血压仍不能控制者，应给予降压药治疗，防止心脑血管并发症的发生。

3. 控制感染灶

有上呼吸道或皮肤感染者，应选用无肾毒性抗生素治疗，如青霉素、头孢菌素等，一般不主张长期预防性使用抗生素。反复发作的慢性扁桃体炎，待病情稳定后行扁桃体摘除术，手术前后2周应使用青霉素。

4. 透析治疗

发生急性肾衰竭且有透析指征者，应及时给予短期透析治疗，以度过危险期。本病有自愈倾向，一般无需长期透析。

（六）常用护理诊断/问题、措施及依据

1. 体液过多

与肾小球滤过率下降导致水钠潴留有关。

（1）饮食护理：急性期应严格限制钠的摄入，以减轻水肿和心脏负担。一般每天盐的摄入量应低于3g。病情好转，水肿消退、血压下降后，可由低盐饮食逐渐转为正常饮食。除了限制钠盐外，还应注意控制水和钾的摄入，尤其尿量明显减少者。另外，应根据肾功能调整蛋白质的摄入量，同时注意给予足够的热量和维生素，

（2）休息：急性期患者应绝对卧床休息，症状比较明显者需卧床休息 4 ～ 6 周，待水肿消退、肉眼血尿消失、血压恢复正常后，方可逐步增加活动量。病情稳定后可从事一些轻体力活动，但 1 ～ 2 年内应避免重体力活动和劳累。

（3）用药护理：注意观察利尿剂的疗效和不良反应。

2. 有皮肤完整性受损的危险

与皮肤水肿、营养不良有关。

（七）其他护理诊断 / 问题

1. 活动无耐力

与疾病所致高血压、水肿等有关。

2. 潜在并发症

急性左心衰竭、高血压脑病、急性肾衰竭。

3. 知识缺乏

缺乏自我照顾的有关知识。

（八）健康指导

1. 休息与活动

患者患病期间应加强休息，痊愈后可适当参加体育活动，以增强体质，但应注意避免劳累。

2. 预防上呼吸道和皮肤感染

介绍本病的发生常与呼吸道感染或皮肤感染有关，且感染可增加其演变为慢性肾小球肾炎的发生率。向患者介绍保暖、加强个人卫生等预防上呼吸道或皮肤感染的措施。告诉患者患感冒、咽炎、扁桃体炎和皮肤感染后，应及时就医治疗。

3. 自我监测病情与随访的指导

急性肾炎的完全康复可能需时 1 ～ 2 年。当临床症状消失后，蛋白尿、血尿等可能仍然存在，故应定期随访，监测病情。

（九）预后

绝大多数患者于 1 ～ 4 周内临床症状消失，血清 C_3 于 8 周内恢复正常，少部分患者轻度镜下血尿和微量蛋白尿可迁延 6 ～ 12 个月才消失。急性链球菌感染后肾炎的预后多数良好，少数可转为慢性肾炎。预后与年龄有关，儿童预后良好，成人较好，老年较差。

二、急进性肾小球肾炎

急进性肾小球肾炎（rapidly progressive glomerulo nephritis，RPCN）简称急进性肾炎，是一组以少尿、血尿、蛋白尿、水肿和高血压等急性肾炎综合征为临床表现，肾功能急剧恶化，短期内出现急性肾衰竭的临床综合征。病理特点为肾小球囊腔内广泛新月体形成，故又称为新月体性肾小球肾炎。

（一）病因与发病机制

急进性肾小球肾炎包括原发性急进性肾小球肾炎、继发性急进性肾小球肾炎和在原发性肾小球疾病基础上形成的新月体性肾小球肾炎。本节重点讨论原发性急进性肾小球肾炎。

急进性肾小球肾炎的基本发病机制为免疫反应，根据免疫病理表现不同可分为 3 型。Ⅰ型为抗肾小球基膜型，系抗肾小球基膜抗体与肾小球基膜抗原结合，激活补体而致病；Ⅱ型为免疫复合物型，系循环免疫复合物沉积于或原位免疫复合物种植于肾小球，激活补体而致病，该型发病前常有上呼吸道感染史，其致病抗原可能为细菌或病毒；Ⅲ型为非免疫复合物型，其发生可能与肾微血管炎有关，患者血清抗中性粒细胞胞浆抗体（ANCA）常呈阳性。此外，按血清 ANCA 检测结果可将 RPGN 进一步分为 5 型，

即将 ANCA 阳性的原Ⅰ型 RPCN 归为Ⅳ型，ANCA 阴性的原Ⅲ型 RPCN 归为Ⅴ型。

本病病理类型为新月体性肾小球肾炎（毛细血管外增生性肾炎），光镜下 50% 以上的肾小囊腔内有大量新月体形成，早期为细胞性新月体，后期可逐渐发展为纤维性新月体，最后导致肾小球硬化。

（二）临床表视

我国急进性肾炎以Ⅱ型为主，Ⅰ、Ⅲ型少见。Ⅰ型多见于青中年，Ⅱ型和Ⅲ型多见于中老年，男性较女性多见。本病起病较急，发病前常有上呼吸道感染史。临床表现类似于急性肾炎，可有尿量减少、血尿、蛋白尿、水肿和高血压。但随病情进展可迅速出现少尿或无尿，肾功能损害进展急速，多在数周至半年内发展为尿毒症，常伴中度贫血。少数患者起病隐匿，以原因不明的发热、关节痛、肌痛和腹痛等为前驱表现，直到出现尿毒症症状时才就诊，多见于Ⅲ型。Ⅱ型常伴肾病综合征。

（三）实验室及其他检查

1. 尿液检查

常为肉眼血尿，镜下可见大量红细胞、白细胞和红细胞管型。尿蛋白常呈阳性，程度 + ~ + + + + 不等。

2. 肾功能检查

血肌酐、血尿素氮进行性升高，内生肌酐清除率进行性下降。

3. 免疫学检查

Ⅱ型可有血循环免疫复合物阳性，血清补体 C_3 降低；Ⅰ型可有血清肾小球基膜抗体阳性：Ⅲ型常有 ANCA 阳性。

4. B 超检查

双侧肾脏增大。

（四）诊断要点

根据急性起病、病程进展迅速、少尿或无尿、血尿、蛋白尿和进行性肾功能损害等典型临床表现，可作出初步诊断。肾活检显示 50% 以上肾小球有新月体形成，在排除继发因素后可确诊。

（五）治疗要点

本病的治疗关键在于早期诊断和及时的强化治疗，治疗措施的选择取决于疾病的病理类型和病变程度。

1. 强化治疗

（1）冲击疗法：适用于Ⅱ、Ⅲ型急进性肾小球肾炎，对Ⅰ型疗效较差。首选甲泼尼龙 10 ~ 30 mg/（kg·d）进行冲击治疗，3 天为 1 疗程，两疗程间隔 3 ~ 5 天，共 2 ~ 3 个疗程，之后改为口服泼尼松和静注环磷酰胺。泼尼松口服 2 ~ 3 个月后开始逐渐减至维持量，再维持治疗 6 ~ 12 个月后继续减量至停药。环磷酰胺每次 0.2 ~ 0.4 g，隔天静注，总量 6 ~ 8 g。

近年来有人用环磷酰胺加甲泼尼龙行冲击疗法，随后口服泼尼松维持治疗。

（2）血浆置换疗法：主要用于Ⅰ型急进性肾小球肾炎，但需早期施行。血浆置换疗法是指用血浆置换机分离患者的血浆和血细胞，弃去患者血浆后，以等量正常人血浆或血浆清蛋白与患者血细胞一起重新输入体内，每天或隔天 1 次，每次置换 2 ~ 4 L，直至血中免疫复合物或抗基膜抗体转阴，一般需置换 10 次以上。此疗法需同时联合泼尼松及细胞毒药物口服治疗。

2. 替代疗法

急性肾衰竭符合透析指征的患者应及时行透析治疗。强化治疗无效而进入终末期肾衰竭的患者，应予以长期维持性透析治疗或在病情稳定 1 年后做肾移植。

3. 对症治疗

包括利尿、降压、抗感染和纠正水电解质、酸碱平衡紊乱等。

（六）常用护理诊断 / 问题、措施及依据

1. 潜在并发症

急性肾衰竭。

（1）病情监测：密切观察病情，及时识别急性肾衰竭的发生，监测内容包括：①尿量：若尿量迅速

减少或出现无尿，往往提示发生了急性肾衰竭；②血肌酐、血尿素氮及内生肌酐清除率：急性肾衰竭时可出现血肌酐、血尿素氮快速地进行性升高，内生肌酐清除率快速下降；③血清电解质：重点观察有无高钾血症，急性肾衰竭常可出现血钾升高，可诱发各种心律失常，甚至心脏骤停；④其他：有无食欲明显减退、恶心、呕吐；有无气促、端坐呼吸等。

（2）用药护理：严格遵医嘱用药，密切观察激素、免疫抑制剂、利尿剂的疗效和不良反应。糖皮质激素可导致水钠潴留、血压升高、血糖上升、精神兴奋、消化道出血、骨质疏松、继发感染、伤口不愈合以及类肾上腺皮质功能亢进症的表现如满月脸、水牛背、多毛、向心性肥胖等。对于肾脏疾病患者，使用肾上腺糖皮质激素后应特别注意有无发生水钠潴留、血压升高和继发感染，因这些不良反应可加重肾损害，导致病情恶化。此外，大剂量激素冲击疗法可明显抑制机体的防御能力，必要时需对患者实施保护性隔离，防止继发感染。

2. 体液过多

与肾小球滤过率下降、大剂量激素治疗导致水钠潴留有关。

（七）其他护理诊断/问题

1. 有感染的危险

与激素、细胞毒药物的应用，血浆置换、大量蛋白尿致机体抵抗力下降有关。

2. 恐惧

与病情进展快、预后差有关。

（八）健康指导

1. 休息

患者应注意休息，避免劳累。急性期绝对卧床休息，时间较急性肾小球肾炎更长。

2. 预防和控制感染

本病部分患者发病与上呼吸道和皮肤感染有关，且患病后免疫功能低下，易发生感染，故应重视预防感染，避免受凉、感冒，注意个人卫生。

3. 用药指导

向患者及家属强调严格遵循诊疗计划的重要性，不可擅自更改用药和停止治疗；告知激素及细胞毒药物的作用、可能出现的不良反应和服药的注意事项，鼓励患者配合治疗。

4. 自我病情监测与随访的指导

向患者解释如何监测病情变化以及病情好转后仍需较长时间的随访，以防止疾病复发及恶化。

（九）预后

急进性肾炎的预后取决于及时的诊断、尽早和合理的治疗，否则患者多于数周至半年内发展成尿毒症，甚至死亡。早期合理治疗可使部分患者病情得到缓解，少数患者肾功能可完全恢复。预后亦与疾病类型有关，Ⅰ型预后差，Ⅱ型和Ⅲ型预后较好。老年患者的预后较差。本病缓解后远期转归多数逐渐转为慢性并发展为慢性肾衰竭，部分长期维持缓解，少数复发。

三、慢性肾小球肾炎

慢性肾小球肾炎（chronic glomerulo nephritis，CGN），简称慢性肾炎，是一组以血尿、蛋白尿、高血压和水肿为临床表现的肾小球疾病。临床特点为病程长，起病初期常无明显症状，以后缓慢持续进行性发展，最终可至慢性肾衰竭。

（一）病因与发病机制

慢性肾炎系由各种原发性肾小球疾病迁延不愈发展而成，病因大多尚不清楚，少数由急性链球菌感染后肾小球肾炎演变而来，导致病程慢性化，进行性肾单位破坏的机制主要是：①原发病的免疫介导性炎症导致持续性进行性肾实质受损；②高血压引起肾小动脉硬化性损伤；③健存肾单位代偿性肾小球毛细血管高灌注、高压力和高滤过，促使肾小球硬化；④长期大量蛋白尿导致肾小球及肾小管慢性损伤；⑤脂质代谢异常引起肾小血管和肾小球硬化。慢性肾炎的病理类型多样，常见的有系膜增生性肾炎、系膜毛细血管性肾炎、膜性肾病及局灶性节段性肾小球硬化等。上述所有类型到晚期均可发展为硬化性肾小球肾炎。

（二）临床表现

本病以青中年男性多见。多数起病隐匿，可有一个相当长的无症状尿异常期。患者临床表现各不相同，差异较大。蛋白尿和血尿出现较早，多为轻度蛋白尿和镜下血尿，部分患者可出现大量蛋白尿或肉眼血尿。早期水肿时有时无，且多为眼睑和（或）下肢的轻中度水肿，晚期持续存在。此外，多数患者可有不同程度的高血压，部分患者以高血压为突出表现。随着病情的发展可逐渐出现夜尿增多，肾功能减退，最后发展为慢性肾衰竭而出现相应的临床表现。

慢性肾炎进程主要取决于疾病的病理类型，但感染、劳累、妊娠、应用肾毒性药物、预防接种以及高蛋白、高脂或高磷饮食可促使肾功能急剧恶化。

（三）实验室及其他检查

1. 尿液检查

多数尿蛋白 + ~ + + +，尿蛋白定量为 1 ~ 3 g/24 h。镜下可见多形性红细胞，可有红细胞管型。

2. 血常规检查

早期血常规检查多正常或轻度贫血。晚期红细胞计数和血红蛋白明显下降。

3. 肾功能检查

晚期血肌酐和血尿素氮增高，内生肌酐清除率明显下降。

4. B 超检查

晚期双肾缩小，皮质变薄。

（四）诊断要点

凡蛋白尿持续 1 年以上，伴血尿、水肿、高血压和肾功能不全，排除继发性肾炎、遗传性肾炎和慢性肾盂肾炎后，可诊断为慢性肾炎。

（五）治疗要点

本病治疗原则为防止和延缓肾功能进行性恶化、改善临床症状及防止严重并发症：

1. 饮食调整

给予优质低蛋白、低磷饮食，以减轻肾小球毛细血管高灌注、高压力和高滤过状态，延缓肾小球硬化和肾功能减退。有明显水肿和高血压时需低盐饮食。

2. 降压治疗

为控制病情恶化的重要措施。理想的血压控制水平视蛋白尿程度而定，尿蛋白 > 1 g/d 者，血压最好控制在 125/75 mmHg 以下；尿蛋白 < 1g/d 者，最好控制在 130/80 mmHg 以下。主要的降压措施包括低盐饮食和使用降压药，应尽可能选择对肾脏有保护作用的降压药物，首选药为血管紧张素转换酶抑制剂（ACEI）和血管紧张素Ⅱ受体阻滞剂（ARB）。该两药不仅具有降压作用，还可降低肾小球毛细血管内压，缓解肾小球高灌注、高滤过状态，减少尿蛋白，保护肾功能。常用的 ACEI 有卡托普利（25 mg，每天 3 次）、贝那普利（20 mg，每天 3 次）等，ARB 有氯沙坦（75 mg，每天 1 次）等。其他降压药如钙通道阻滞剂（如氨氯地平 5 mg，每天 1 次）β 受体阻滞剂、血管扩张剂和利尿剂也可选用，但噻嗪类利尿剂对于肾功能较差者无效。

3. 血小板解聚药

长期服用血小板解聚药可延缓肾功能衰退，应用大剂量双嘧达莫（300 ~ 400 mg/d）或小剂量阿司匹林（50 ~ 300 mg/d）对系膜毛细血管性肾小球肾炎有一定疗效。

4. 防治引起肾损害的各种原因包括

①预防与治疗各种感染，尤其上呼吸道感染，因其可使慢性肾炎急性发作，导致肾功能急剧恶化；②禁用肾毒性药物如氨基糖苷类抗生素、两性霉素、磺胺类等；③及时治疗高脂血症、高尿酸血症等。

（六）常用护理诊断 / 问题、措施及依据

1. 体液过多

与肾小球滤过率下降导致水钠潴留等因素有关。

2. 有营养失调的危险：低于机体需要量

与低蛋白饮食，长期蛋白尿致蛋白丢失过多有关。

（1）饮食护理：慢性肾炎患者肾功能减退时应予以优质低蛋白饮食 0.6 ~ 0.8 g/（kg・d），其中 50% 以上为优质蛋白。低蛋白饮食时，应适当增加碳水化合物的摄入，以满足机体生理代谢所需要的热量，避免因热量供给不足加重负氮平衡。控制磷的摄入。同时注意补充多种维生素及锌元素，因锌有刺激食欲的作用。

（2）静脉补充营养素：遵医嘱静脉补充必需氨基酸。

（3）营养监测：观察并记录进食情况包括每天摄取的食物总量、品种，评估膳食中营养成分结构是否合适，总热量是否足够。观察口唇、指甲和皮肤色泽有无苍白；定期监测体重和上臂肌围，有无体重减轻、上臂环围缩小；检测血红蛋白浓度和血清清蛋白浓度是否降低。应注意体重指标不适合水肿患者的营养评估。

（七）其他护理诊断 / 问题

1. 焦虑

与疾病的反复发作、预后不良有关。

2. 潜在并发症

慢性肾衰竭。

（八）健康指导

1. 休息与饮食

嘱咐患者加强休息，以延缓肾功能减退。向患者解释优质低蛋白、低磷、低盐、高热量饮食的重要性，指导患者根据自己的病情选择合适的食物和量。

2. 避免加重肾损害的因素

向患者及其家属讲解影响病情进展的因素，指导他们避免加重肾损害的凶素，如预防感染，避免预防接种、妊娠和应用肾毒性药物等。

3. 用药指导

介绍各类降压药的疗效、不良反应及使用时的注意事项。如告诉患者 ACE 抑制剂可致血钾升高，以及高血钾的表现等。

4. 自我病情监测与随访的指导

慢性肾炎病程长，需定期随访疾病的进展，包括肾功能、血压、水肿等的变化。

（九）预后

慢性肾炎病程迁延，最终可发展至慢性肾衰竭。其中，长期大量蛋白尿、伴高血压或肾功能已受损者预后较差。

第二节　肾病综合征

肾病综合征（nephrotic syndrome）是指由各种肾脏疾病所致的，以大量蛋白尿（尿蛋白 > 3.5 g/d）、低蛋白血症（血浆清蛋白 < 30 g/L）、水肿、高脂血症为临床表现的一组综合征。

一、病因与发病机制

肾病综合征可分为原发性和继发性两大类。原发性肾病综合征是指原发于肾脏本身的肾小球疾病，急性肾炎、急进性肾炎、慢性肾炎均可在疾病发展过程中发生肾病综合征。继发性肾病综合征是指继发于全身性或其他系统的疾病，如系统性红斑狼疮、糖尿病、过敏性紫癜、肾淀粉样变性、多发性骨髓瘤等。

本节仅讨论原发性肾病综合征。

原发性肾病综合征的发病机制为免疫介导性炎症所致的肾损害。引发原发性肾病综合征的肾小球疾病的主要病理类型有微小病变型肾病、系膜增生性肾小球肾炎、系膜毛细血管性肾小球肾炎、膜性肾病及局灶性节段性肾小球硬化。

二、临床表现

原发性肾病综合征的发病年龄、起病缓急与病理类型有关。微小病变型肾病以儿童多见；系膜增生性好发于青少年，半数起病急骤，部分为隐匿性；系膜毛细血管性好发于青少年，大多起病急骤；局灶性节段性多发于青少年，多隐匿起病；膜性肾病多见于中老年，通常起病隐匿。典型原发性肾病综合征的临床表现如下。

1. 大量蛋白尿

典型病例可有大量选择性蛋白尿（尿蛋白 > 3.5 g/d）。其发生机制为肾小球滤过膜的屏障作用，尤其是电荷屏障受损，肾小球滤过膜对血浆蛋白（多以清蛋白为主）的通透性增高，致使原尿中蛋白含量增多，当超过肾小管的重吸收量时，形成大量蛋白尿。

2. 低蛋白血症

血浆清蛋白低于 30 g/L，主要为大量清蛋白自尿中丢失所致。肝代偿性合成血浆蛋白不足、胃黏膜水肿致蛋白质摄入与吸收减少等因素可进一步加重低蛋白血症。除血浆清蛋白降低外，血中免疫球蛋白、抗凝及纤溶因子、金属结合蛋白等其他蛋白成分也可减少。

3. 水肿

水肿是肾病综合征最突出的体征，其发生与低蛋白血症所致血浆胶体渗透压明显下降有关。严重水肿者可出现胸腔、腹腔和心包积液。

4. 高脂血症

肾病综合征常伴有高脂血症。其中以高胆固醇血症最为常见：甘油三酯、低密度脂蛋白（LDL）、极低密度脂蛋白（VLDL）也常可增加。其发生与低蛋白血症刺激肝脏代偿性地增加脂蛋白合成以及脂蛋白分解减少有关。

5. 并发症

（1）感染：为肾病综合征常见的并发症，也是导致本病复发和疗效不佳的主要原因。其发生与蛋白质营养不良、免疫功能紊乱及应用肾上腺糖皮质激素治疗有关。感染部位以呼吸道、泌尿道、皮肤感染最多见。

（2）血栓、栓塞：由于有效血容量减少，血液浓缩及高脂血症使血液黏稠度增加；某些蛋白质自尿中丢失，以及肝脏代偿性合成蛋白质增加，引起机体凝血，抗凝和纤溶系统失衡，加之强效利尿剂的应用进一步加重高凝状态，易发生血管内血栓形成和栓塞，其中以肾静脉血栓最为多见。血栓和栓塞是直接影响肾病综合征治疗效果和预后的重要因素。

（3）急性肾衰竭：因水肿导致有效循环血容量减少，肾血流量下降，可诱发肾前性氮质血症。经扩容、利尿治疗后多可恢复，少数可发展为肾实质性急性肾衰竭，表现为无明显诱因出现少尿、无尿，经扩容、利尿无效，其发生机制可能是肾间质高度水肿压迫肾小管及大量蛋白管型阻塞肾小管，导致肾小管高压，肾小球滤过率骤减所致。

（4）其他：长期高脂血症易引起动脉硬化、冠心病等心血管并发症；长期大量蛋白尿可导致严重的蛋白质营养不良、儿童生长发育迟缓；免疫球蛋白减少致机体抵抗力下降，易发生感染；金属结合蛋白及维生素 D 结合蛋白丢失可致体内铁、锌、铜缺乏，以及钙、磷代谢障碍。

三、实验室及其他检查

1. 尿液检查

尿蛋白定性一般为 + + + ~ + + + +，24 h 尿蛋白定量超过 3.5 g。尿中可有红细胞、颗粒管型等。

2. 血液检查

血浆清蛋白低于 30 g/L，血中胆固醇、甘油三酯、低及极低密度脂蛋白均可增高，血 IgG 可降低。

3. 肾功能检查

内生肌酐清除率正常或降低，血肌酐、尿素氮可正常或升高。

4. 肾 B 超检查

双肾正常或缩小。

5. 肾活组织病理检查

可明确肾小球病变的病理类型，指导治疗及判断预后。

四、诊断要点

根据大量蛋白尿、低蛋白血症、高脂血症、水肿等临床表现，排除继发性肾病综合征即可确立诊断，其中尿蛋白 > 3.5 g/d、血浆清蛋白 < 30 g/L 为诊断的必备条件。肾病综合征的病理类型有赖于肾活组织病理检查。

五、治疗要点

1. 一般治疗

卧床休息至水肿消退，但长期卧床会增加血栓形成机会，故应保持适度的床上及床旁活动。肾病综合征缓解后，可逐步增加活动量。给予高热量、低脂、高维生素、低盐及富含可溶性纤维的饮食，肾功能良好者给予正常量的优质蛋白，肾功能减退者则给予优质低蛋白。

2. 对症治疗

（1）利尿消肿：多数患者经使用肾上腺糖皮质激素和限水、限钠后可达到利尿消肿目的。经上述治疗水肿不能消退者可用利尿剂，包括：①噻嗪类利尿药：常用氢氯噻嗪 25 mg，每天 3 次；②保钾利尿药：常用氨苯蝶啶 50 mg，每天 3 次作为基础治疗，与噻嗪类利尿药合用可提高利尿效果，减少钾代谢紊乱；③袢利尿药：常用呋塞米，20 ~ 120 mg/d；④渗透性利尿药：常用不含钠的低分子右旋糖酐静滴，随之加用袢利尿药可增强利尿效果，少尿者应慎用渗透性利尿剂，因其易与蛋白一起形成管型，阻塞肾小管；⑤静脉输注血浆或血浆清蛋白，提高胶体渗透压，同时加用袢利尿剂常有良好的利尿效果，但应严格掌握用药适应证，注意利尿不能过猛，以免血容量不足，诱发血栓形成和肾损害。

（2）减少尿蛋白：持续大量蛋白尿可致肾小球高滤过，加重损伤，促进肾小球硬化。应用 ACE 抑制剂和其他降压药，可通过有效控制高血压达到不同程度的减少尿蛋白的作用。

（3）降脂治疗：高脂血症可加速肾小球疾病的发展，增加心、脑血管病的发生率，故肾病综合征的高脂血症应予以治疗。大多数患者仅用低脂饮食难以控制血脂，需用降脂药物。羟甲基戊二酰辅酶 A 还原酶抑制剂如洛伐他汀等为首选的降脂药。

3. 抑制免疫与炎症反应

为肾病综合征的主要治疗手段。

（1）肾上腺糖皮质激素：肾上腺糖皮质激素可抑制免疫反应，减轻、修复滤过膜损害，并有抗炎、抑制醛固酮和抗利尿激素等作用。激素的使用原则为起始足量、缓慢减药和长期维持，目前常用药为泼尼松，开始口服剂量 1 mg/（kg · d），8 ~ 12 周后每 2 周减少原用量的 10%，当减至 0.4 ~ 0.5 mg/（kg · d）时，维持 6 ~ 12 个月。

激素可采用全天量顿服，维持用药期间，两天量隔天 1 次顿服，以减轻激素的不良反应。

（2）细胞毒药物：用于“激素依赖型”或“激素抵抗型”肾病综合征，常与激素合用。环磷酰胺为最常用的药物，每天 100 ~ 200 mg，分次口服，或隔天静注，总量达到 6 ~ 8 g 后停药。

（3）环孢素：用于激素抵抗和细胞毒药物无效的难治性肾病综合征。环孢素可通过选择性抑制 T 辅助细胞及 T 细胞毒效应细胞而起作用。常用剂量为 5 mg/（kg · d），分 2 次口服，服药期间需监测并维持其血浓度谷值为 100 ~ 200 ng/mL。服药 2 ~ 3 个月后缓慢减量，共服半年左右。

4. 并发症防治

（1）感染：一般不主张常规使用抗生素预防感染，但一旦发生感染，应选择敏感、强效及无肾毒性的抗生素进行治疗。

（2）血栓及栓塞：当血液出现高凝状态时应给予抗凝剂如肝素，并辅以血小板解聚药如双嘧达莫。一旦出现血栓或栓塞时，应及早予尿激酶或链激酶溶栓，并配合应用抗凝剂。

（3）急性肾衰竭：利尿无效且达到透析指征时应进行透析治疗。

5. 中医中药治疗

如雷公藤等，具有抑制免疫、抑制系膜细胞增生、改善滤过膜通透性的作用，可与激素及细胞毒类药物联合应用。

六、护理评估

1. 病史

（1）起病与症状特点：询问疾病的起始时间、急缓和主要症状。肾病综合征患者最常见和突出的症状是水肿，应详细询问患者水肿的发生时间、部位、程度、特点、消长情况，以及有无胸闷、气促、腹胀等胸腔、腹腔、心包积液的表现。询问有无肉眼血尿、血压异常和尿量减少。有无发热、咳嗽、咳痰、皮肤感染和尿路刺激征等感染征象。

（2）检查与治疗经过：了解是否曾做过尿常规、肾功能、肾 B 超等检查，其结果如何；是否已治疗过，并详细询问以往的用药情况，尤其是利尿剂、激素、细胞毒药物等药物的类型、剂量、用法、疗程、疗效及不良反应等。

（3）心理 – 社会状况：本病病程长，易复发，部分患者可出现焦虑、悲观等不良情绪，评估时应注意了解患者的心理反应和患者的社会支持状况，如家庭成员的关心程度、医疗费用来源是否充足等。

2. 身体评估

（1）一般状态：患者的精神状态、营养状况、生命体征和体重有无异常。

（2）水肿：水肿的范围、特点以及有无胸腔、腹腔、心包积液和阴囊水肿。

3. 实验室及其他检查

（1）血液和尿液检查：检测尿蛋白、血浆清蛋白浓度、血脂浓度、肾功能等有无异常。

（2）肾活组织病理检查：了解本病的病理类型。

七、常用护理诊断 / 问题

1. 体液过多

与低蛋白血症致血浆胶体渗透压下降等有关。

2. 营养失调：低于机体需要量

与大量蛋白尿、摄入减少及吸收障碍有关。

3. 有感染的危险

与机体抵抗力下降、应用激素和（或）免疫抑制剂有关。

4. 有皮肤完整性受损的危险

与水肿、营养不良有关。

八、目标

（1）患者水肿程度减轻或消失。

（2）能正常进食，营养状况逐步改善。

（3）无感染发生。

（4）皮肤无损伤或发生感染。

九、护理措施及依据

1. 营养失调：低于机体需要量

（1）饮食护理：一般给予正常量的优质蛋白，但当肾功能不全时，应根据内生肌酐清除率调整蛋白质的摄入量；供给足够的热量，每公斤体重不少于 126 ～ 147 kJ/d（30 ～ 35 kcal/d）；少食富含饱和脂肪酸的动物脂肪，多食富含多聚不饱和脂肪酸的植物油，并增加富含可溶性纤维的食物如燕麦、豆类等，以控制高脂血症；注意维生素及元素铁、钙等的补充；给予低盐饮食以减轻水肿。

（2）营养监测：记录进食情况，评估饮食结构是否合理，热量是否充足。定期测量血浆清蛋白、血红蛋白等指标，评估机体的营养状态。

2. 有感染的危险

（1）预防感染

①保持环境清洁：保持病房环境清洁，定时开门窗通风换气，定期进行空气消毒，并用消毒药水拖地、擦桌椅，保持室内温度和湿度合适。尽量减少病区的探访人次，限制上呼吸道感染者探访。

②预防感染指导：告知患者预防感染的重要性：协助患者加强全身皮肤、口腔黏膜和会阴部护理，防止皮肤和黏膜损伤；指导其加强营养和休息，增强机体抵抗力；遇寒冷季节，注意保暖。

（2）病情观察：监测生命体征，注意体温有无升高；观察有无咳嗽、咳痰、肺部干湿啰音、尿路刺激征、皮肤红肿等感染征象。

十、评价

（1）患者的水肿减轻或消退。

（2）饮食结构合理，营养状况改善。

（3）能积极采取预防感染的措施，未发生感染。

（4）皮肤无损伤或发生感染。

十一、其他护理诊断 / 问题

1. 知识缺乏

缺乏与本病有关的防治知识。

2. 焦虑

与本病的病程长、易反复发作有关。

3. 潜在并发症

血栓形成、急性肾衰竭、心脑血管并发症。

十二、健康指导

1. 休息与运动

注意休息，避免劳累，同时应适当活动，以免发生肢体血栓等并发症。

2. 饮食指导

告诉患者优质蛋白、高热量、低脂、高膳食纤维和低盐饮食的重要性，指导患者根据病情选择合适的食物，并合理安排每天饮食。

3. 预防感染

避免受凉、感冒，注意个人卫生。

4. 用药指导

告诉患者不擅自减量或停用激素，介绍各类药物的使用方法、使用时注意事项以及可能的不良反应。

5. 自我病情监测与随访的指导

监测水肿、尿蛋白和肾功能的变化，注意随访。

十三、预后

肾病综合征的预后取决于肾小球疾病的病理类型、有无并发症、是否复发及用药的疗效。一般而言，局灶性节段性肾小球硬化、系膜毛细血管性肾炎、重度系膜增生性肾炎预后差。

第三节　尿路感染

尿路感染（urinary tract infection，UTI）简称尿感，是由于各种病原微生物感染所引起的尿路急、慢性炎症：多见于育龄女性、老年人、免疫功能低下者。根据感染发生的部位，可分为上尿路感染和下尿路感染，上尿路感染主要是肾盂肾炎，下尿路感染主要是膀胱炎。

一、病因与发病机制

1. 病因

主要为细菌感染所致，致病菌以革兰阴性杆菌为主，其中以大肠杆菌最常见，占70%以上：其次为副大肠杆菌、变形杆菌、克雷白杆菌、产气杆菌、沙雷杆菌、产碱杆菌、粪链球菌、铜绿假单胞菌和葡萄球菌：偶见厌氧菌、真菌、病毒和原虫感染。铜绿假单胞菌感染常发生于尿路器械检查后或长期留置导尿的患者，性生活活跃女性以柠檬色或白色葡萄球菌感染多见，尿路结石者以变形杆菌、克雷伯杆菌感染多见，糖尿病及免疫功能低下者可发生真菌感染。

2. 发病机制

（1）感染途径：90%尿路感染的致病菌源自上行感染。正常情况下尿道口周围有少量细菌寄居，一般不引起感染。当机体抵抗力下降、尿道黏膜有损伤或入侵细菌毒力大、致病力强时，细菌可侵入尿道并沿尿路上行至膀胱、输尿管或肾脏而发生尿路感染。细菌经由血循环到达肾脏为血行感染，临床少见，多发生于原有严重尿路梗阻或机体免疫力极差者，金黄色葡萄球菌为主要致病菌。

（2）机体防御能力：细菌进入泌尿系统后是否引起感染与机体的防御功能和细菌本身的致病力有关。机体的防御功能主要包括：①尿液的冲刷作用可清除绝大部分入侵的细菌；②尿路黏膜及其所分泌IgA和IgG等可抵御细菌入侵；③尿液中高浓度尿素和酸性环境不利于细菌生长；④男性前列腺分泌物可抑制细菌生长。

（3）易感因素

①女性：女性因尿道短而直，尿道口离肛门近而易被细菌污染。尤其在经期、妊娠期、绝经期和性生活后较易发生感染。

②尿流不畅或尿液反流：尿流不畅是尿路感染最重要的易感因素，尿流不畅时，上行的细菌不能被及时地冲刷出尿道，易在局部停留、生长和繁殖而发生感染。最常见于尿路结石、膀胱癌、前列腺增生等各种原因所致的尿路梗阻。此外，泌尿系统畸形和结构异常如肾发育不良、肾盂及输尿管畸形也可引起尿流不畅和肾内反流而易发生感染，膀胱－输尿管反流可使膀胱内的含菌尿液进入肾盂而引起感染。

③使用尿道插入性器械：如留置导尿管、膀胱镜检查、尿道扩张术等可引起尿道黏膜损伤，并可将前尿道或尿道口的细菌带入膀胱或上尿路而致感染。

④机体抵抗力低下：全身性疾病如糖尿病、慢性肾脏疾病、慢性腹泻、长期卧床的重症慢性疾病和长期使用肾上腺糖皮质激素等可使机体抵抗力下降而易发生尿路感染。

⑤尿道口周围或盆腔炎症：如妇科炎症、细菌性前列腺炎均可引起尿路感染。

二、临床表现

1. 膀胱炎

约占尿路感染的60%，患者主要表现为尿频、尿急、尿痛等膀胱刺激症状，伴耻骨上不适。一般无全身毒血症状。常有白细胞尿，30%有血尿，偶有肉眼血尿。

2. 急性肾盂肾炎

临床表现因炎症程度不同而差异较大，多数起病急骤，表现如下。

（1）全身表现：常有寒战、高热，伴有头痛、全身酸痛、无力、食欲减退。轻者全身表现较少，甚至缺如。

（2）泌尿系统表现：常有尿频、尿急、尿痛等膀胱刺激症状，多伴有腰痛或肾区不适，肋脊角压痛和（或）叩击痛。可有脓尿和血尿。部分患者可无明显的膀胱刺激症状，而以全身症状为主，或表现为血尿伴低热和腰痛。

（3）并发症：较少，当细菌毒力强、合并尿路梗阻或机体抵抗力下降时可发生肾乳头坏死和肾周脓肿。前者主要表现为高热、剧烈腰痛和血尿，可有坏死组织脱落随尿排出，发生肾绞痛；后者除原有肾盂肾炎症状加重外，常出现明显单侧腰痛，向健侧弯腰时疼痛加剧。

3. 无症状性菌尿

又称隐匿型尿感，即有真性菌尿但无尿路感染的症状。多见于老年人和孕妇，60 岁以上老年人的发生率为 10%，孕妇为 7%。如不治疗，约 20% 无症状菌尿者可发生急性肾盂肾炎。

三、实验室及其他检查

1. 尿常规

尿中白细胞显著增加，出现白细胞管型提示肾盂肾炎；红细胞也增加，少数可有肉眼血尿；尿蛋白常为阴性或微量。

2. 尿细菌学检查

新鲜清洁中段尿细菌定量培养菌落计数≥ 10^5/mL，如能排除假阳性，则为真性菌尿。如临床上无尿感症状，则要求 2 次清洁中段尿定量培养均≥ 10^5/mL，且为同一菌种。此外，膀胱穿刺尿定性培养有细菌生长也提示真性菌尿。留取尿标本的方法与注意事项见“概述”部分。

3. 影像学检查

对于慢性、反复发作或经久不愈的肾盂肾炎，可行腹部平片、静脉肾盂造影检查（IVP），以确定有无结石、梗阻、泌尿系统先天性畸形和膀胱 – 输尿管反流等。但尿路感染急性期不宜做 IVP。

4. 其他

急性肾盂肾炎的血常规可有白细胞计数增多，中性粒细胞核左移。

四、诊断要点

典型尿路感染可根据膀胱刺激征、尿液改变和尿液细菌学检查加以确诊。不典型患者则主要根据尿细菌学检查做出诊断。尿细菌学检查的诊断标准为新鲜清洁中段尿细菌定量培养菌落计数≥ 10^5/mL。

对于有明显的全身感染症状、腰痛、肋脊角压痛和叩击痛、血液中白细胞计数增高的患者，多考虑为肾盂肾炎。但尿路感染的定位诊断，不能依靠临床症状和体征，因不少肾盂肾炎患者无典型临床表现，而在表现为膀胱炎的患者中，约 1/3 是亚临床型肾盂肾炎。目前临床上还没有一种令人满意的实验室方法进行定位诊断。

五、治疗要点

1. 急性膀胱炎

一般采用单剂量或短程疗法的抗菌药物治疗。

（1）单剂量疗法：可选用磺胺类（复方磺胺甲噁唑 6 片，顿服）或氟喹酮类（如氧氟沙星 0.4 g，顿服），但单剂量疗法易复发。

（2）短程疗法：多用 3 天疗法，可给予磺胺类，如复方磺胺甲噁唑 2 片，每天 2 次；或氟喹酮类，如氧氟沙星 0.2 g，每天 3 次。

2. 急性肾盂肾炎

（1）应用抗生素：轻型肾盂肾炎宜口服有效抗菌药物 14 天，可选用磺胺类和氟喹酮类（剂量同急性膀胱炎），一般用药 72 h 可显效，若无效则应根据药物敏感试验更改药物。严重肾盂肾炎有明显毒血症状者需肌注或静脉用药，可选用氨基糖苷类、青霉素类（如氨苄西林 2 g，每天 3 次）、头孢类（如头孢唑啉 0.5 g，每天 3 次）等药物，获得尿培养结果后应根据药敏选药，必要时联合用药，另外，严重肾盂肾炎应在病情允许时，做影像学检查，以确定有无尿路梗阻，尤其是结石等。

（2）碱化尿液：口服碳酸氢钠片（1.0 g，每天 3 次），可增强上述抗菌药物的疗效，减轻尿路刺激症状。

3. 无症状细菌

对于非妊娠妇女和老年人无症状细菌尿，一般不予治疗。妊娠妇女的无症状细菌尿则必须治疗，选用肾毒性较小的抗菌药物，如青霉素类、头孢类等，不宜用氯霉素、四环素、氟喹酮类，慎用复方磺胺甲噁唑和氨基糖苷类。学龄前儿童的无症状细菌尿也应予以治疗。

4. 再发性尿路感染

再发性尿感是指尿感经治疗，细菌尿转阴后，再次发生真性细菌尿。再发可分为复发和重新感染，其中重新感染约占 80%。复发是指原致病菌再次引起感染，通常在停药 1 个月内发生：而重新感染是指因另一种新致病菌侵入而引起感染，一般多在停药 1 个月后发生。对于复发性尿感，应积极寻找并去除易感因素如尿路梗阻等，并选用有效的强力杀菌性抗生素，在允许的范围内用最大剂量，治疗 6 周，如不成功，可冉延长疗程或改为注射用药。再发性尿感为重新感染引起者，提示患者的尿路防御功能低下，可采用长程低剂量抑菌疗法作预防性治疗，如每晚临睡前排尿后口服复方磺胺甲噁唑半片，疗程半年，如停药后再发，则再给予此疗法 1 ~ 2 年或更长。

六、常用护理诊断 / 问题、措施及依据

1. 排尿障碍

尿频、尿急、尿痛与泌尿系统感染有关。

2. 体温过高

与急性肾盂肾炎有关。

（1）饮食护理：给予清淡、营养丰富、易消化食物。高热者注意补充水分，同时做好口腔护理。

（2）休息和睡眠：增加休息与睡眠，为患者提供一个安静、舒适的休息环境，加强生活护理。

（3）病情观察：监测体温、尿液性状的变化，有无腰痛加剧。如高热持续不退或体温升高，且出现腰痛加剧等，应考虑可能出现肾周脓肿、肾乳头坏死等并发症，需及时通知医生。

（4）物理降温：高热患者可采用冰敷、酒精擦浴等措施进行物理降温。

（5）用药护理：遵医嘱给予抗菌药物，注意药物用法、剂量、疗程和注意事项，如口服复方磺胺甲噁唑期间要注意多饮水，并同时服用碳酸氢钠，以增强疗效、减少磺胺结晶的形成。尿路感染的疗效评价标准为：①见效：治疗后复查菌尿转阴；②治愈：完成抗菌药物疗程后，菌尿转阴，于停用抗菌药物 1 周和 1 个月分别复查 1 次，如无菌尿，则可认为尿路感染已治愈；③治疗失败：治疗后持续菌尿或复发。

七、其他护理诊断 / 问题

1. 潜在并发症

肾乳头坏死、肾周脓肿等。

2. 知识缺乏

缺乏预防尿路感染的知识。

八、健康指导

1. 疾病知识指导

①保持规律生活，避免劳累，坚持体育运动，增加机体免疫力；②多饮水、勤排尿是预防尿路感染最简便而有效的措施，每天应摄入足够水分，保证每天尿量不少于 1500 mL；③注意个人卫生，尤其是

会阴部及肛周皮肤的清洁，特别是月经期、妊娠期、产褥期。教会患者正确清洁外阴部的方法；④与性生活有关的反复发作者，应注意性生活后立即排尿，并服抗菌药物预防。

2. 治疗配合

嘱患者按时、按量、按疗程服药，勿随意停药，并按医嘱定期随访。教会患者识别尿路感染的临床表现，一旦发生尽快诊治。

九、预后

急性肾盂肾炎如及时治疗，90% 可以治愈。若存在尿路梗阻、畸形等易感因素，则必须纠正易感因素，否则很难治愈，且可演变为慢性肾盂肾炎，甚至发展为慢性肾衰竭。

第五章 血液内科疾病护理

第一节 缺铁性贫血

一、定义

缺铁性贫血（iron deficient anemia，IDA）是指体内可用来制造血红蛋白的贮存铁缺乏，血红蛋白合成减少而引起的一种小细胞、低色素性贫血，是最常见的一种贫血，以生育年龄的妇女（特别是孕妇）和婴幼儿发病率较高。

二、临床表现

（一）贫血表现

常见乏力、易倦、头昏、头痛、耳鸣、心悸、气促、纳差等，伴苍白、心率增快。

（二）组织缺铁表现

精神行为异常，如烦躁、易怒、注意力不集中、异食癖；体力、耐力下降；易感染；儿童生长发育迟缓、智力低下；口腔炎、舌炎、舌乳头萎缩、口角炎、缺铁性吞咽困难（称 Plummer-Vinson 征）；毛发干枯、脱落；皮肤干燥、皱缩；指（趾）甲缺乏光泽、脆薄易裂，重者指（趾）甲变平，甚至凹下呈勺状（匙状甲）。

（三）缺铁原发病表现

如消化性溃疡、肿瘤或痔疮导致的黑便、血便、腹部不适，肠道寄生虫感染导致的腹痛或大便性状改变，妇女月经过多，肿瘤性疾病的消瘦，血管内溶血的血红蛋白尿等。

三、诊断

（1）患者具有缺铁性贫血的症状及体征：乏力、易倦、气促、纳差等，注意患者是否存在精神行为异常和缺铁原发病表现。

（2）根据国内的诊断标准，缺铁性贫血的诊断标准符合以下 3 条：①贫血为小细胞低色素性。男性 Hb < 120 g/L，女性 Hb < 110 g/L，孕妇 Hb < 100 g/L， MCV < 80 fl，MCH < 27 pg，MCHC < 32%。②有缺铁的依据：符合贮铁耗尽（ID）或缺铁性红细胞生成（IDE）的诊断。

ID 符合下列任一条即可诊断。①血清铁蛋白 < 12 μg/L。②骨髓铁染色显示骨髓小粒可染铁消失，铁粒幼红细胞少于 15%。

IDE：①符合 ID 诊断标准。②血清铁低于 8.95 μmol/L，总铁结合力升高 > 64.44 μmol/L，转铁蛋白饱和度 < 15%。③ FEP/Hb > 4.5 μg/gHb。

（3）存在铁缺乏的病因，铁剂治疗有效。

四、治疗

（一）病因治疗

IDA 的病因诊断是治疗 IDA 的前提，只有明确诊断后方有可能去除病因。如婴幼儿、青少年和妊娠妇女营养不足引起的 IDA，应改善饮食；胃、十二指肠溃疡伴慢性失血或胃癌术后残胃癌所致的 IDA，应多次检查大便潜血，做胃肠道 X 线或内镜检查，必要时手术根治。月经过多引起的 IDA，应调理月经；寄生虫感染者应驱虫治疗等。

（二）补铁治疗

首选口服铁剂，如琥珀酸亚铁 0.1 g，3 次 / 日。餐后服用胃肠道反应小且易耐受。应注意，进食谷类、乳类和茶等会抑制铁剂的吸收，鱼、肉类、维生素 C 可加强铁剂的吸收。口服铁剂后，先是外周血网织红细胞增多，高峰在开始服药 5 ~ 10 天，2 周后血红蛋白浓度上升，一般 2 个月左右恢复正常。铁剂治疗在血红蛋白恢复正常至少持续 4 ~ 6 个月，待铁蛋白正常后停药。若口服铁剂不能耐受或吸收障碍，可用右旋糖酐铁（iron dextran）肌内注射，每次 50 mg，每日或隔日 1 次，缓慢注射，注意变态反应。注射用铁的总需量（mg）=（需达到的血红蛋白浓度 – 患者的血红蛋白浓度）×0.33× 患者体重（kg）。

五、护理措施

（一）一般护理措施

1. 休息活动

轻度的缺铁性贫血症可适当活动，一般生活基本能自理，但不宜进行剧烈运动和重体力劳动；严重的缺铁性贫血多存在慢性出血性疾病，体质虚弱，活动无耐力，应卧床休息，给予生活协助。患者调整变换体位时要缓慢并给予扶持，防止因体位突变发生晕厥、摔伤。

2. 皮肤毛发

保持皮肤、毛发的清洁，除日常洗漱，如洗脸、洗手、泡足、洗外阴、刷牙漱口之外，定时周身洗浴、洗头、更衣，夏日每日 1 ~ 2 次洗澡，春秋每周 1 ~ 2 次，冬日每周 1 次，每月理发一次。重度卧床患者可在床上洗头、擦浴、更衣、换被单。长期卧床者要有预防压疮的措施，如定时翻身、变换卧位，同时对受压部位给予温水擦拭及压疮贴贴敷，保持床位平整、清洁、干燥、舒适。

3. 营养

给予高蛋白、富含铁的饮食，纠正偏食不良习惯。除谷物主食外，多选用动物肝、肾、瘦肉、蛋类、鱼类、菌藻类，增加维生素 C 含量，食用新鲜蔬菜和水果，以利于铁的吸收。

4. 心理

主动关心、体贴患者，做好有关疾病及其自我护理知识的宣传教育。多与患者沟通交谈，了解和掌握其心理状态，特别是久病的重症者，要及时发现其情绪上的波动，并给予有针对性的帮助，疏导解除其不良心态使之安心疗养。

（二）重点护理措施

1. 疲乏、无力、心悸、气短者

应卧床休息以减少耗氧量，必要时给予吸氧疗法。

2. 皮肤干皱，指（趾）甲脆薄者

注意保护，应用维生素 A 软膏或润肤霜涂擦，滋润皮肤防止干裂出血、疼痛；不留长指（趾）甲，定时修剪，防止折断损伤；选用中性无刺激性洗涤剂，不用碱性皂类。

3. 口腔炎、舌炎疼痛者

给予漱口液漱口，餐后定时进行特殊口腔护理，有溃疡时可用 1% 龙胆紫涂抹创面或贴敷溃疡药膜。

4. 出现与缺铁有关的异常行为者

及时与医师联系给予合理的处理。

5. 药物护理

按医嘱给患者服用铁剂，并向患者说明服用铁剂时的注意事项：①为避免胃肠道反应，铁剂应进餐后服用，并从小剂量开始。②服用铁剂时忌饮茶，避免与牛奶同服，以免影响铁的吸收。③可同服维生素C以增加铁的吸收。④口服液体铁剂时，患者必须使用吸管，避免牙齿染黑。⑤要告诉患者对口服铁剂疗效的观察及坚持用药的重要性。治疗后网织红细胞数开始上升，1周左右达高峰，血红蛋白于2周后逐渐上升，1～2个月后可恢复正常。在血红蛋白完全正常后，仍需继续补铁3～6个月，待血清铁蛋白＞50μg/L后才能停药。

（三）治疗过程中可能出现的情况及应急措施

1. 贫血性心脏病

心率增加，心前区可闻及收缩期杂音，心脏扩大，心功能不全。向家属讲解引起贫血性心脏病的原因及如何预防其发生。保持病室安静、舒适，尽量减少不必要的刺激。卧床休息，减轻心脏负担。密切观察心率、呼吸、血压及贫血的改善状况。必要时吸氧。控制输液速度及输液的总量，必要时记录24 h出入水量。

2. 活动无耐力

活动后乏力、虚弱、气喘、出汗，头晕，眼前发黑，耳鸣。

注意休息，适量活动，贫血程度轻的可参加日常活动，无须卧床休息。对严重贫血者，应根据其活动耐力下降程度制定休息方式、活动强度及每次活动持续时间。增加患者的营养，提供高蛋白、高维生素、易消化饮食，必要时静脉输血、血浆、清蛋白。

3. 有感染的危险

体温高于正常范围。

病室每天通风换气，限制探视人员，白细胞过低者给予单独隔离房间。医务人员严格执行无菌操作规程。保持床单清洁，整齐，衣被平整、柔软。保持口腔卫生，指导年长、儿童晨起、饭后、睡前漱口，避免用硬毛牙刷。气候变化，要及时添减衣服，预防呼吸道感染。向患者及家属讲解导致感染发生的危险因素，指导家属掌握预防感染的方法与措施。

4. 胃肠道反应

服用铁剂的护理，铁剂对胃肠道的刺激可引起胃肠不适、疼痛、恶心、呕吐及便秘或腹泻。

口服铁剂从小剂量开始，在两餐之间服药，可与维生素C同服，以利吸收；服铁剂后，牙往往黑染，大便呈黑色，停药后恢复正常，应向家属说明其原因，消除顾虑。铁剂治疗有效者，于服药3～4天网织红细胞上升，1周后可见血红蛋白逐渐上升。如服药3～4周无效，应查找原因。注射铁剂时应精确计算剂量，分次深部肌肉注射，更换注射部位，以免引起组织坏死。

5. 营养失调的护理

及时添加含铁丰富的食物，帮助纠正不良饮食习惯。合理搭配患者的膳食，让患者了解动物血、黄豆、肉类含铁较丰富，是防治缺铁的理想食品；维生素C、肉类、氨基酸、果糖、脂肪酸可促进铁吸收，茶、咖啡、牛奶等抑制铁吸收，应避免与含铁多的食物同时食用。

6. 局部疼痛及静脉炎

肌内注射铁剂时，因其吸收缓慢且疼痛，应在不同部位轮流深部注射。治疗中应密切观察可能出现注射铁剂部位的疼痛、发热、头痛、头昏、皮疹，甚至过敏性休克等不良反应，应及时到医院进行对症处理。在注射铁剂时，应常规备好肾上腺素。有肝肾功能严重受损者禁用。静脉滴注铁剂反应多而严重者一般不用。一旦静脉注射铁剂时，应避免外渗，以免引起局部疼痛及静脉炎。注射时不可与其他药物混合配伍，以免发生沉淀而影响疗效。

（四）健康教育

1. 介绍疾病知识

缺铁性贫血是指由于各种原因使机体内贮存铁缺乏，导致血红蛋白合成不足，红细胞的成熟受到影响而发生的贫血。红细胞的主要功能是借助所含的血红蛋白把氧运输到各组织器官，所以缺铁性贫血主要表现是与组织缺氧有关的系列症状和体征。血红蛋白又是血液红色来源，故贫血患者可有不同程度的外观皮肤黏膜苍白、毛发干枯无华，同时可有疲乏、无力、心慌、气短等症状，个别的有异食癖。如果患者存在原发疾病，还应介绍相关的疾病知识，令其了解缺铁性贫血是继发引起，应积极配合诊治原发疾病。一般的缺铁性贫血通过合理的治疗是可以缓解和治愈的。

2. 心理指导

缺铁性贫血病程长，患者多有焦虑情绪，应鼓励患者安心疗养。对于可能继发某种疾病引起的缺铁性贫血患者，在原发性疾病未查清之前患者疑虑重的，给予安慰和必要的解释，使之减少顾虑，指导其积极配合检查以明确诊断，有利于更合理的治疗。

3. 检查治疗指导

常用检查项目有血液化验和骨髓穿刺检查，以确定是否为缺铁引起的贫血。检查操作前向患者做解释，如检查目的、方法、采血或采骨髓的部位、体位及所需的时间等。在接受治疗的过程中，有些检查要重复做，以观察疗效或确诊，这一点需向患者做详细说明，减少患者顾虑，使之愿意配合。对于缺铁原因不明的还须进行其他检查，如胃肠内窥镜、X线、粪潜血检验等，也要向患者说明查前、查中如何配合医护技人员及检查后的注意事项。治疗过程中，尤其铁剂治疗，要向患者说明用药方法和可能的不良反应，让患者有心理准备，一旦出现不良反应能主动及时地向医护反映，尽早得到处置。

4. 饮食指导

（1）选用高蛋白含铁丰富的食物：谷类，如小米、糯米、高粱、面粉等；肉禽蛋类，如羊肝、羊肾、牛肾、猪肝、鸡肝、鸡肫、鸭蛋、鸡蛋等；水产类，如黑鱼、咸带鱼、蛤蜊、海蜇、虾米、虾子、虾皮、鲫鱼等；蔬菜，如豌豆苗、芹菜、小白菜、芥菜、香菜、金花菜、太古菜、苋菜、辣椒、丝瓜等；豆类及其制品，如黄豆、黑豆、芝麻、豇豆、蚕豆、毛豆、红腐乳、豆腐、腐竹、豆腐干、豆浆等；菌藻类（含铁非常丰富），如黑木耳、海带、紫菜、蘑菇等；水果，如红果（大山楂）、橄榄、海棠、桃、草莓、葡萄、樱桃等；硬果类，如西瓜子、南瓜子、松子仁、葵花子、核桃仁、花生仁等；调味品，如芝麻酱、豆瓣酱、酱油等。其中动物性食物铁的吸收率较高，故当首选动物性食物。

（2）多食含维生素C的食物有利于铁的吸收：新鲜蔬菜和水果含维生素C丰富，应多选用。茶叶含鞣酸能使铁沉淀而影响铁的吸收，故纠正贫血阶段忌用浓茶。

（3）克服偏食：从多种食物中获取全面的营养，制订食谱，有计划地将饮食多样化；改进烹调技巧，促进食欲。

（4）用铁锅烹调。

5. 休息、活动指导

病情危重者绝对卧床休息，避免活动时突然变换体位而致直立性低血压头晕而摔倒损伤。生活规律、睡眠充足、休养环境安静、舒适，病情许可的可适当娱乐，如看电视，听广播，读书，看报。根据病情设定活动强度，病情好转过程中逐渐加大活动量。

第二节　巨幼细胞贫血

一、定义

叶酸、维生素 B_{12} 缺乏或某些药物影响核苷酸代谢导致细胞核脱氧核糖核酸（DNA）合成障碍所致的贫血称巨幼细胞贫血（megaloblastic anemia，MA）。

二、临床表现

（一）血液系统表现

起病缓慢，常有面色苍白、乏力、耐力下降、头昏、心悸等贫血症状。重者全血细胞减少，反复感染和出血。少数患者可出现轻度黄疸。

（二）消化系统表现

口腔黏膜、舌乳头萎缩，舌面呈“牛肉样舌”，可伴舌痛。胃肠道黏膜萎缩可引起食欲缺乏、恶心、腹胀、腹泻或便秘。

（三）神经系统表现和精神症状

因脊髓侧束和后束有亚急性联合变性，可出现对称性远端肢体麻木，深感觉障碍如震动感和运动感消失；共济失调或步态不稳；锥体束征阳性、肌张力增加、腱反射亢进。患者味觉、嗅觉降低，视力下降，黑矇征；重者可有大、小便失禁。叶酸缺乏者有易怒、妄想等精神症状。维生素 B_{12} 缺乏者有抑郁、失眠、记忆力下降、谵妄、幻觉、妄想甚至精神错乱、人格变态等。

三、诊断

（一）症状及体征

（1）消化道症状最早为舌炎，舌质鲜红伴剧痛，乳头呈粗颗粒状，晚期舌乳头萎缩，舌面光滑如镜。同时存在消化不良、腹泻。

（2）患者贫血貌，皮肤轻度黄染、水肿。

（3）神经系统症状以手足麻木、肢端刺痛多见。

（4）维生素 B_{12} 缺乏者还表现为震动感和位置觉的消失，行走异常步态，共济失调，视力障碍等。

（5）叶酸缺乏者多有狂躁、抑郁、定向力和记忆力减退等精神症状，称为“巨幼细胞性痴呆”。黏膜和皮肤可有出血点。免疫力低下，易感染。

（二）实验室检查

1. 血象

呈大细胞性贫血，MCV、MCH 均增高，MCHC 正常。网织红细胞计数可正常。重者全血细胞减少。血片中可见红细胞大小不等、中央淡染区消失，有大椭圆形红细胞、点彩红细胞等；中性粒细胞核分叶过多（5 叶核占 5% 以上或出现 6 叶以上的细胞核），亦可见巨杆状核粒细胞。

2. 骨髓象

增生活跃或明显活跃，骨髓铁染色常增多。造血细胞出现巨幼变：红系增生显著，胞体大，核大，核染色质疏松细致，胞质较胞核成熟，呈“核幼浆老”状；粒系可见巨中、晚幼粒细胞，巨杆状核粒细胞，成熟粒细胞分叶过多；巨核细胞体积增大，分叶过多。

3. 血清维生素 B_{12}、叶酸及红细胞叶酸含量测定

血清维生素 B_{12} 缺乏，低于 74 pmol/L（100 ng/mL）。血清叶酸缺乏，低于 6.8 nmol/L（3 ng/mL），红细胞叶酸低于 227 nmol/L（100 ng/mL），若无条件测血清维生素 B_{12} 和叶酸水平，可给予诊断性治疗，叶酸或维生素 B_{12} 治疗一周左右网织红细胞上升者，应考虑叶酸或维生素 B_{12} 缺乏。

4. 其他

（1）胃酸降低、恶性贫血时内因子抗体及 Schilling 试验（测定放射性核素标记的维生素 B_{12} 吸收情况）阳性。

（2）维生素 B_{12} 缺乏时伴尿高半胱氨酸 24 h 排泄量增加。

（3）血清间接胆红素可稍增高。

四、治疗

（一）原发病的治疗

有原发病（如胃肠道疾病、自身免疫病等）的 MA，应积极治疗原发病；用药后继发的 MA，应酌情停药。

（二）补充缺乏的营养物质

1. 叶酸缺乏

口服叶酸，每次 5 ～ 10 mg，2 ～ 3 次 / 日，用至贫血表现完全消失。若无原发病，不须维持治疗；如同时有维生素 B_{12} 缺乏，则需同时注射维生素 B_{12}，否则可加重神经系统损伤。

2. 维生素 B_{12} 缺乏

肌内注射维生素 B_{12}，每次 500μg，每周 2 次；无维生素 B_{12} 吸收障碍者可口服维生素 B_{12} 片剂 500μg，1 次 / 日；若有神经系统表现，治疗维持半年到 1 年；恶性贫血患者，治疗维持终生。

五、护理措施

（一）一般护理措施

1. 休息活动

根据病情适当休息，重度营养不良或有明显神经系统受影响者绝对卧床休息，给予生活照顾。经治疗症状缓解后可做轻度活动，但注意安全防摔倒、损伤。

2. 皮肤毛发

保持皮肤、毛发清洁。除日常漱洗外，定时洗澡、洗头、理发、更衣。重症卧床者要在床上洗头、擦浴、更衣及换被单，长期卧床者要有预防压疮的措施，特别是有神经系统症状者，可有肢体麻木、感觉异常的情况，应定时翻身、变换体位，同时对受压部位及肢体给予温水擦拭及按摩，保持床位平整、清洁、干燥、舒适。

3. 营养

摄取富含维生素 B_{12} 及叶酸的食品，如肝、肾、瘦肉及新鲜绿叶蔬菜等，纠正不正确的烹调习惯，烧煮时间不宜过长，否则蔬菜中叶酸损失过大。鼓励患者多吃水果以增加维生素 C 的摄入量，因为维生素 C 参与叶酸还原合成 DNA，维生素 C 缺乏亦能导致叶酸缺乏。婴儿期合理增加辅食。克服偏食，鼓励多种营养摄入。

4. 心理

主动关心、体贴患者，做好有关疾病及其自我护理知识的宣传教育。特别对于有精神、神经症状的患者，更应给予关照，关注其情绪变化，及时疏导其不良心理状态，使之安心疗养。

（二）重点护理措施

（1）舌炎患者给予特殊口腔护理，可加用 0.1% 红霉素液或 0.1% 新霉素液漱口，局部溃疡可用锡类散或 1% 龙胆紫涂抹，局部疼痛影响进食者可在饭前用 1% 普鲁卡因漱口，待止痛后再进食，饭后用漱口水漱口或行口腔护理。

（2）胃肠道症状明显，如食欲差、腹胀、腹泻等，酌情改用半流食，每日 5 ~ 6 餐，少食多餐，忌油腻。根据情况给予助消化药物缓解胃肠消化不良症状。

（3）神经系统症状者减少活动，必要时卧床休息。需用拐杖的患者，要耐心指导其使用拐杖的方法，防止跌伤。

（4）观察用药反应，服用叶酸期间观察疗效的同时，注意观察不良反应，如变态反应，表现为红斑、皮疹、瘙痒、全身不适、呼吸困难、支气管痉挛。大剂量（15 mg/d 连用一个月或更长时间）可引起胃肠不适，食欲缺乏、恶心、腹胀、胃肠胀气、口内不良气味等；还可出现睡眠不佳、注意力分散、易激动、兴奋或精神抑郁、精神错乱、判断力减弱等征象，一旦发生不良反应征象及时与医师联系给予处理。应用维生素 B_{12} 治疗时，大量新生红细胞生成，细胞外钾迅速移到细胞内，血钾下降，应按医嘱口服钾盐。治疗过程中还应注意观察肾功能变化，因为维生素 B_{12} 治疗可引起血清和尿中的尿酸水平升高以致肾脏损害，所以随时了解患者有无肾功能不全的征象。此外，由于维生素 B_{12} 治疗后血小板骤增，还须注意观察患者有无发生血栓栓塞，特别在治疗第一周时更要随时警惕。

（三）治疗过程中可能出现的情况及应急措施

1. 心力衰竭

应排除其他原因引起的心力衰竭，因为本病严重的贫血可使心肌缺氧而发生心力衰竭，所以使患者采取端坐位或倚靠坐位，双下肢下垂，以减少回心血量，并给予持续高流量氧气吸入，氧流量 5 ~ 6 L/min，同时联系输注红细胞，并给予利尿、强心剂等药物，以防心衰加重。

2. 出血

由于血小板计数减少及其他凝血因子的缺乏，本病出血也不少见。出血严重者，可输注血小板，并选用止血剂，如安络血 5 mg，3 次 / 日，口服。

3. 痛风

严重的巨幼细胞贫血可见骨髓内无效造血引起的血细胞破坏亢进，致使血清内尿酸增高，引起痛风的发作，但极为罕见。发生痛风，应卧床休息，抬高患肢，直至缓解后 72 h 开始恢复活动，并多饮水，可给予别嘌呤醇口服。

4. 精神抑郁症

严重的巨幼细胞贫血不仅可发生外周神经炎，亦有发生精神异常者，这可能与维生素 B_{12} 缺乏有关。需加大维生素 B_{12} 的剂量，500 ~ 1 000 μg/（次·周）。精神抑郁明显者，给予多虑平 25 mg/ 次，3 次 / 日，口服。

5. 溶血

本病并发溶血，应考虑巨幼样变的红细胞遭破坏发生了溶血，所并发的急性溶血，以适量输血治疗为及时有效的方法。

6. 低血钾症

严重巨幼细胞性贫血患者在补充治疗后，血钾可突然降低，要及时补钾盐，尤其对老年患者及原有心血管病患者、纳差者要特别注意。

（四）健康教育

1. 简介疾病知识

巨幼细胞贫血是由于维生素 B_{12}、叶酸缺乏所引起的一组贫血病，我国的营养不良引起的营养性巨幼细胞贫血多见，且多见于儿童和孕妇。另一类是恶性贫血以北欧、北美等地老人多见，有遗传倾向和种族差异，我国罕见。一般营养性巨幼细胞贫血经过适当治疗可迅速治愈。恶性贫血需要终身治疗，疗效甚佳。

2. 心理指导

鼓励安慰患者安心疗养，消除不良情绪，积极配合诊疗和护理。有神经症状者，活动受限制而沮丧，焦虑，应给予精神安慰和支持，多与之交谈，掌握心理状态、消除消极心理。

3. 检查治疗指导

除常规一般检查外，血液化验和骨髓穿刺检查、24 h 留尿化验等也必不可少。检查前向患者解释检查目的、方法、所需时间及注意事项。接受治疗过程中有些检查需重复做以观察疗效或出于诊断目的，均要耐心说明，减少患者顾虑，使其能积极配合。治疗过程中，特别是补充维生素 B_{12} 或叶酸制剂之前应向患者说明用药的目的、方法和可能的不良反应，使其有心理准备，一旦发生不良反应可主动向医、护说明，以得到及时处理。

4. 饮食指导

（1）进食叶酸和维生素 B_{12} 含量丰富的食物：叶酸在新鲜绿叶蔬菜或水果中含量最多，如胡萝卜、菠菜、土豆及苹果、西红柿等，而大豆、牛肝、鸡肉、猪肉、鸡蛋中含量亦不少。维生素 B_{12} 在动物食品中含量较多，如牛肝、羊肝、鸡蛋、牛肉、羊乳、干酪、牛奶、鸡肉等，臭豆腐、大豆和腐乳中含量亦很丰富。

（2）母乳、羊乳中维生素 B_{12} 含量不高，所以婴儿喂养要及时添加辅助食品。

（3）食物烹调后叶酸含量的损失在 50% 以上，尤其加水煮沸后更甚，因此，烧煮食物不要时间过长。

（4）克服偏食，从多种食物中获取营养。制订食谱，有计划地将饮食品种多样化。改进烹调技巧，促进食欲，以利于纠正贫血。

（5）维生素 C 参与叶酸代谢，多食维生素 C 含量丰富的食物有助于纠正叶酸缺乏。

5. 休息、活动指导

病情重的、有神经、精神症状者限制活动，卧床休息。病情允许的可在床上听广播，看电视或读书报等，但要适度，要保证充足的睡眠。病情转好的过程中逐渐加大活动量，制定活动计划，保证活动量的渐进性。休养环境安静、舒适。有周围神经炎症状的要注意肢体的保暖。如果用热水袋须注意水温不超过 60℃，且热水袋外加套，以防烫伤。

6. 出院指导

营养性巨幼细胞贫血大多数可以预防，注意进食含叶酸及维生素 B_{12} 的食物，纠正偏食及不正确的烹调方法。胃全切或次全切者按医嘱补充维生素 B_{12}。恶性贫血患者终生维持治疗，不可随意停药。患者出院后半年复查一次。

第六章　心血管疾病护理

第一节　冠心病的护理的围术期护理

一、概述

冠状动脉粥样硬化性心脏病（atherosclerotic coronary artery disease），是指冠状动脉发生严重粥样硬化性狭窄或阻塞，或在此基础上合并痉挛，以及血栓形成，造成管腔阻塞，引起冠状动脉供血不足、心肌缺血或心肌梗死的一种心脏病，简称冠心病。20 世纪 70 年代以前，两方发达国家冠心病的发病率和死亡率一直处于上升趋势，70 年代以后由于采取了一系列的防治措施，死亡率逐步下降，但至今仍居死因首位。我国虽是冠心病的低发国家，但近年来冠心病发病率和死亡率的逐年七年趋势是不容忽视的。目前，在我国每年估计新发生的心肌梗死的患者就高达 300 万之多。

冠状动脉的病变主要在动脉内膜，病变发展缓慢（一般约需要 10 ~ 15 年才能发展成为典型的动脉粥样硬化斑块），在早期无症状，临床不易检出。发病时通常表现为胸骨后的压榨感，闷胀感，持续 3 ~ 5 min，常发散到左臂、左肩、下颌、咽喉部、背部，也可放射到右臂。用力、情绪激动、受寒、饱餐等增加心肌耗氧情况下发作的称为劳力性心绞痛，休息或含服硝酸甘油缓解。若表现为持续性剧烈压迫感、闷塞感、甚至刀割样疼痛，伴有低热、烦躁不安、多汗和冷汗、恶心、呕吐、心悸、头晕、极度乏力、呼吸困难、濒死感，休息和含服硝酸甘油不能缓解，此种情况称为心肌梗死型。冠状动脉阻塞性病变主要位于冠状动脉前降支的上、中 1/3，其次为右冠状动脉，再次为左回旋支及左冠状动脉主干，后降支比较少见。

冠心病的外科治疗主要是应用冠状动脉旁路移植术（coronary artery bypass grafting，CABG），简称“搭桥”。CABG 为缺血心肌重建血运通道，改善心肌的供血和供氧，缓解和消除心绞痛症状，改善心肌功能，延长寿命。目前，CABG 已成为治疗冠心病最常用和最有效的方法之一。自从美国临床上首例将大隐静脉应用在冠状动脉旁路移植术中取得成功后，大隐静脉作为冠状动脉旁路移植物被广泛应用，从 1968 年起，作为新发展的外科技术，乳内动脉（internal mammary artery，IMA）得到了广泛的应用。由于动脉移植物的远期通畅率明显高于自体大隐静脉，可提高手术的远期效果，因此，近年来大力提倡用动脉如胸廓内动脉、胃网膜右动脉、桡动脉等作为冠状动脉旁路移植术的移植物。并且，不用体外循环，在心脏跳动下进行的冠状动脉旁路移植术取得较大进展，加快了患者的恢复，缩短了住院时间，取得了良好的效果（图 6–1）。冠状动脉旁路移植术后约有 90% 以上的患者症状消失或减轻，心功能改善，可恢复工作，延长寿命。

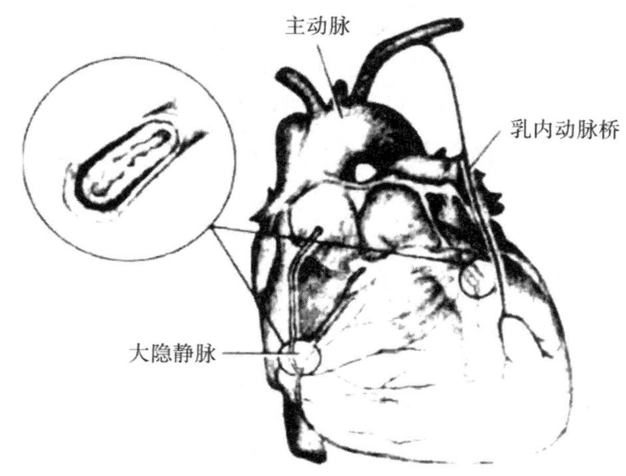

图 6–1　冠状动脉旁路移植术

二、术前护理

（一）一般准备

1. 完成各项检查

各项血标本的化验包括，全血常规、血型、凝血象、生化系列、血气分析、尿常规，如近期有心肌梗死者，加做血清酶学检查。辅助检查包括：18 导联心电图、胸部 X 线片、超声心动图、核素心肌显像和冠状动脉选择性造影。

2. 呼吸道准备

患者入院 3 天后，可教会患者练习深呼吸和有效咳嗽，每日进行训练直到手术。病情较平稳的患者（重度左主干狭窄和药物不能控制心绞痛的患者可先不参与此项训练），可进行吹气球训练。患者取卧位或坐位，吸氧氧流量 4 ~ 5 L/min，深吸气后平稳呼气，吹鼓气球。吹的时间尽量长，但以不感憋气为度，以免诱发心绞痛，每次 5 ~ 10 min，每天 6 ~ 8 次。训练期间，应鼓励患者做腹式呼吸。吹气球训练是一种深呼吸运动操，在吸氧的情况下进行，可增加肺活量和肺部功能残气量，提高血氧饱和度，改善心肌缺氧。

3. 术前功能训练

冠状动脉搭桥，术常取用大隐静脉作为移植用材料，因此，术前必须保证其完好无损。患者入院后，向其健康宣教，了解保护好大隐静脉的重要性。同时指导患者切勿用手抓挠下肢，以免造成表面皮肤的损伤。如有下肢损伤、局部炎症等情况，需制订相应的护理方案。术前进行静脉注射时，为保证手术安全，禁忌选用双下肢血管进行静脉穿刺。对于长时间站立工作的患者，嘱咐其穿长筒弹力袜，休息时双下肢适当抬高，以预防下肢静脉曲张。对已发生下肢静脉曲张的患者，应及早治疗。对于长期卧床的患者，应适当协助其进行床上运动、按摩，经常用温水泡脚，以促进血液循环。

4. 常规准备

向患者介绍病情及注意事项，讲清楚避免情绪激动的重要性，向家属讲清手术的必要性及手术中、手术后可能发生的危险情况，术前请家属签字备同种血型。术野备皮，取下肢静脉，包括颈部以下所有部位均需准备，术前晚常规清洁灌肠。保证术前良好睡眠，必要时遵医嘱口服用药。

（二）其他疾病的治疗

患者如合并其他疾病，应内科治疗，做好如下准备。择期手术患者术前应停用抗血小板药 5 天，防止术后出血，糖尿病的患者术前应控制血糖在 6 ~ 8 mmol/L。高血压是冠心病的诱发原因之一，尤其是舒张压与冠心病的发作呈因果关系，故保持血压稳定至关重要，理想血压控制在 120/75 mmHg。药物控制血压同时，避免紧张、激动。不宜用力咳嗽、排便，注意卧床休息。

有心绞痛发作的患者，应将硝酸甘油片放置于患者易拿取的地方，并指导患者硝酸甘油的正确保存方法和重要性。硝酸甘油片长期暴露于空气中易见光分解，导致化学成分改变以及药物失效，由于患者对硝酸甘油保存方法及有效期限知识的欠缺所致硝酸甘油作用降低或完全失效，使部分患者心绞痛发作时服用此药无效，影响治疗效果，延缓治疗进程，甚至出现严重并发症威胁生命。吸烟患者，术前三周戒烟。呼吸功能不全者或出现呼吸道感染的患者，给予相应的治疗，控制感染、改善呼吸功能后方可手术。

对于急诊入院患者，应即给予吸氧 2 ~ 3 L/min，限制活动，绝对卧床休息。床边心电监测，维持静脉通道，按医嘱使用硝酸甘油 0.5 ~ 2μg/（kg·min）持续微量注射泵泵入，使用时需用避光注射器、避光延长管及避光头皮针，定时巡视。严格控制液体的入量，避免加重心脏负荷。保持环境安静舒适，减少对患者的不良刺激，以免诱发心绞痛发作。紧急做好配血及备皮准备。

（三）术前心理准备

现代医学模式认为，冠心病是一种心身疾病，其发病、转归均与心理社会因素有关。美国心血管病研究机构根据前瞻性研究提出，抑郁症是美国冠心病和死亡的危险因素之一。冠心病患者患抑郁症占 18% ~ 60%，我国报道的冠心病患者抑郁发生率约 24%。分析冠心病患者的性格特点，A 型行为是公认的冠心病独立危险因素，亦是影响冠心病病程进展、治疗、康复、生活质量的重要原因。自 1959 年 Friedman 等提出 A 型性格的概念至今已有近 50 年时间，大多数学者认为，A 型行为在冠状动脉痉挛的发生中起重要作用，冠心病心绞痛的患者中，A 型行为者占 83.5%。A 型行为的主要特征是：思想负担重、固执、缺乏耐心、急躁、富含敌意、具有攻击性、求胜心切。患者的人格、心理特征对疾病的发生、发展和预后有重要的影响。因此，充分认识冠心病性格、心理特点，在冠心病的围术期过程中加强心理护理，对促进冠心病患者的康复有着重要意义。我们需要做到以下几个方面：

1. 热情接待新入院的患者

及时快速安排床位，做好各项治疗准备工作，使患者及家属感到治疗护理上的安全感。首先让患者卧床休息，保持病房环境安静，减少探视，避免情绪波动，精神紧张。严密观察病情及生命体征的变化，每小时定时测量体温、脉搏、呼吸、血压，并做好护理记录。

2. 关心体贴患者

经常和患者谈心，了解患者忧虑的所在，收集患者的心理信息。通过语言开导、解释，帮助患者正确对待疾病，使患者认识到冠心病虽然是慢性病，但只要能掌握疾病的规律，在日常生活中加以注意，虽然不能彻底痊愈，但能够恢复和维持一定的健康水平，参加力所能及的工作。对有些因工作或家庭问题形成不良心理因素的患者，我们应尽力说服开导，加强和有关方面联系，取得单位和家庭的支持和配合，以消除有害的心理因素，使患者早日康复。

3. 帮助患者

满足患者的需要，遵医嘱，坚持治疗，树立恢复健康的信心，增加应变能力。帮助患者合理使用健康的适应行为，制止不良的适应行为例如：自我防卫、借酒浇愁、不思茶饭等。

4. 防止消极情绪

解除紧张情绪，避免因过度焦虑，恐惧而引起疾病的变化。通过耐心解释，正确疏导，平定情绪，帮助患者正确对待，协助患者，逐步适应，保持心理平衡，加强自我护理的教育。在临床实践中，充分理解患者的心理，时时体贴关心他们，使他们感到像在自己家里一样，激励患者战胜疾病的信心。

5. 重视语言修养

生硬不当的语言可引起病情的加剧，温和、开导性的语言可能减轻病情。在护理工作中，一是对患者如亲人，使患者一入院就有亲切感，二是以礼相待，尊重患者，同情患者，使患者感到安慰，三是关心体贴患者，对患者热心、耐心，取得患者的信任，使患者树立了康复的信心，增强与疾病斗争的勇气，调动患者积极的心理因素，提高内在自身康复能力，使患者早日恢复健康。

（四）术前访视

冠心病旁路移植术后的患者都需要进入 ICU 进行监护，待生命体征等各项指标平稳，符合转出标准时再返回普通病房。研究表明，不少患者进入 ICU 后，难以适应这个陌生、密闭，而且与外界隔绝的环境，往往容易产生恐惧、焦虑甚至谵妄等一系列精神障碍现象，这种现象在医学界被称为“ICU 综合征”。

ICU综合征即监护室综合征，是指患者在ICU监护期间出现的以精神障碍为主、兼具其他一系列表现，如谵妄状态、思维紊乱、情感障碍、行为和动作异常等的一组临床综合征。国内相关文献报道其发生率为20% ~ 30%，而机械通气患者的发生率高达60% ~ 80%。对ICU患者进行研究表明，发生谵妄的机械通气患者病死率较其他患者明显增高。ICU综合征的出现不似影响患者的康复治疗，也会影响医护人员的工作效率和诊疗工作的开展。有关资料显示，加强术前访视的力度，应用人文护理可避免或减轻ICU综合征的发生。ICU护士可于术前1天前往心外病房访视，尽量避开患者进餐、治疗、休息的时候。首先，阅读病历，了解患者的一般情况。对患者的身体状况、个人性格、文化程度、经济条件有所掌握，对患者做出评估诊断。接下来再到床旁向患者做自我介绍，发放自制卡片，标明术前应注意的相关事项，具体为术前禁食水、防止着凉感冒并戒烟、术晨更换清洁病号服、义齿需在术前取下、贵重物品如首饰、手机、钱、物勿带入手术室，可在术前交家属妥善保管，术前一夜保证充足的睡眠，可遵医嘱适当应用艾司唑仑等药物。晨起排空大、小便等。待手术室的护理员来接等内容。

请患者及家属翻阅ICU自制宣传画报，与患者逐条讲解，让患者充分理解术前准备的必要性，解除思想顾虑，轻松等待手术。由于冠心病患者以中老年患者为主，可交由患者自己阅读，记住照办。如果年纪很大，可让家人阅读解释、逐条落实。另外，画报可采用通俗易懂的少量文字，配以颜色鲜艳、生动的图片，可提高患者的阅读兴趣，使患者及家属了解ICU的工作流程，术后可能出现的不舒服、不适应症状，心里有所准备。同时，在宣传册中可加入针对患者家属的宣教内容，包括：指导患者家属在患者入住ICU期间需要准备的物品和询问病情的方式，知道应该如何配合医护人员的工作等。另外，还可以集中患者和家属观看ICU自制宣传片，以消除对ICU环境的陌生和恐惧。有需要时，可带领患者更换隔离服进入ICU病房内，熟悉各种监护仪器设备，包括监护仪、呼吸机的报警声音，以免在术后导致患者恐惧。

耐心询问了解患者对手术的认知和顾虑，评估患者的心理状态，并根据评估内容针对患者的职业特点、文化程度、心理素质以及对健康和疾病的不同认识对症下药，有的放矢地进行心理疏导。介绍病房中的成功病例，树立患者的信心。详细解答患者提出的各种问题以提高术前访视的效果，可使患者准备充分积极主动应对手术。

随着医疗改革和医保的普及，患者对医院收费问题很敏感和很重视，所以术前应向患者及患者家属交代有关自费项目，让患者准备好这一部分费用，做到收费合理、实事求是、一视同仁，减少不必要的费用，避免经济纠纷的发生。

术前访视的工作是至关重要的，ICU的术前访视已开展了很多年。并且，ICU护士会不定时的对术前术后患者进行问卷调查，以便随时了解患者及家属关心和感兴趣的内容。根据内容随时调整和扩充访视所用的卡片和宣传手册。通过对患者的术前访视并进行护理干预，我们发现该方法可有效地减轻患者的焦虑和恐惧情绪，让患者主动配合医护人员并平稳度过在ICU的监护阶段，增强了患者对医护人员的依从性和配合程度，同时也提高了患者及家属的满意度，有利于构建和谐的医患、护患关系。

三、术中配合

提前将手术室温度调至24℃，等待患者进入手术室，防止术中低温引起心室颤动，备好各种抢救器材、药品。用亲切的语言缓解患者紧张情绪，取得其信任与支持，尽量避免患者由于过分紧张出现亢进症状，如心悸出汗、烦躁不安、呼吸困难等，以免增加心肌耗氧量，诱发心绞痛甚至心肌梗死。患者入室后建立有效静脉通路，协助患者取仰卧位，胸骨正中对应的背部用小方软垫抬高15° ~ 20°，双腿微屈，膝关节外展，臀下贴好电极板。安全、合理、舒适的体位是手术成功的保障。术中严密观察手术进展，及时提供手术所需物品，调节无影灯及手术床角度，并保证吸引器及血液回收机管道通畅，随时调节压力大小，及时、准确地调整电凝输出功率，取乳内动脉时调至30 W/s，开胸和取大隐静脉时调至50 W/s。备好30 ~ 35℃生理盐水冲洗吻合口，术中采取有效保暖措施，使患者体温维持在36℃以上，避免由于患者体温过低引起心室颤动。

器械护士配合：

1. 常规开胸

经胸正中切口劈开胸骨，递乳内动脉牵开器，同时升高手术台并左倾，充分暴露乳内动脉。乳内侧放一块治疗巾，防止污染切口周围。递精细镊子、电刀游离乳内动脉，随时递钛夹止血。在游离乳内动脉前，适时进行全身肝素化，局部喷罂粟碱水，防止乳内动脉痉挛，并准备浸有罂粟碱的温生理盐水纱布包裹乳内动脉备用。

2. 获取大隐静脉

注意检查大隐静脉有无渗漏，冲洗大隐静脉内积血并适度扩张大隐静脉，然后将大隐静脉浸泡于保养液中，盖无菌巾备用。

3. 吻合近心端

依次传递易扣（主动脉穿刺针、打孔器、稳定器），小毡片，阻断管，蚊式钳，棱锥，小圆刀，打孔器，笔式持针器，Prolene 线等。

4. 显露待吻合靶血管

心脏下垫纱布，递心脏固定器。一般按照前降支→对角支→回旋支→后降支的顺序为吻合血管做好准备。依次传递给助手镊，小圆刀、一次性冠脉刀、冠脉剪等，备好冠脉探针及 Prolene 线。

5. 缝合结束

缝合结束后，所有缝针及时放入磁性盒，供术后清点数量；根据情况，缝合临时起搏导线；心功能较差者，根据需要安置主动脉球囊反搏导管。

6. 关胸

医生再次检查吻合口通畅度及有无渗漏，安置引流管，彻底止血后，清点物品，关胸。

手术室护士应熟练掌握冠状动脉旁路移植术手术特殊器械的性能、用途及使用方法，熟悉冠状动脉解剖及手术程序，术中主动积极配合医生操作，使手术迅速、顺利完成。术中注意妥善保管血管桥，轻拿轻放，保持湿润，防止牵拉及锐器伤，静脉瓣方向应做好标记，剩余血管桥应保留至手术结束。术中搭桥器械精细、尖锐、昂贵，应注意防止损坏或误伤手术人员。积极的护理配合是手术顺利进行的保障，有利于促进患者康复。

四、术后护理

（一）术后常规处理

ICU 近年有了重大的发展，已成为临床医学的一门新兴学科，专业技术队伍不断壮大，仪器设备不断史新，监测项目更加完善。冠状动脉搭桥术后患者均被安置在心外监护室内进行严密监护。术后监护的目的是让患者尽快恢复到正常的生理状态，可转至普通病房开展治疗护理，并尽可能避免术后并发症的发生。

1. 术后早期处理

（1）术后患者入 ICU 前：应做好准备工作。包括：清洁防压疮床垫的床单位，准备妥当：运行正常的治疗和监测设备，如呼吸机（按照患者体重完成初调，并试用无误）、监护仪、负压吸引器、人工呼吸器、氧气装置、吸痰管等，使患者及时地处于监测条件下，一旦出现意外时，能及时发现和得到处理；配备控制升压药或血管扩张剂的微量输液泵、急救复苏的电除颤等装置、急救或常规必用的药物、常用的输液及冲洗管道的肝素液、主动脉球囊反搏机，各种观察记录表格。

（2）术终回室：患者手术结束后会由手术室送至 ICU。回室后，由平车搬到病床之前，要注意血压是否平稳，各管道是否连接牢固。搬动患者时要分工明确，专人托住患者头部，轻抬轻放，避免管道脱落。抬到病床上后，马上连接呼吸机、心电导线、动脉血压、血氧饱和度，听诊双肺呼吸音以确定呼吸机送气正常。待血压处于平稳状态后，更换术中带回药物至 ICU 输液泵上，理清并保持每条输液管道的通畅。选择中心置管较粗的分支监测中心静脉压，三通连接口处应标示该路输注液体。标示引流刻度，记录各项指标。回室 30 min 后采集血气分析，根据化验回报再次调节呼吸机。

（3）与术中工作人员的交接班：向麻醉师与外科医生了解手术过程是否平稳，术中所见冠状动脉病变程度、分布，冠状动脉血运重建的满意度以及是否经过体外循环。同时需要交接术中血压、心功能情况、尿量、电解质和酸碱，以及用药的反应及其用量，手术过程的特殊情况，目前正在使用的药物剂量及配制方法。与手术室护士交接患者的衣物，带同的血制品和药品，交接患者的皮肤情况，各管路是否通畅等内容，并共同填写交接记录单。冠心病患者在 ICU 的监护项目（表 6–1）。

表 6–1　冠心病患者在 ICU 的监护项目

生命体征	血流动力学	特殊检查	化验检查	出入量	其他
体温	动脉压	心电图	血尿常规	尿量	血氧饱和度
脉搏	中心静脉压	床旁胸片	电解质	胸腔引流量	呼气末二氧化碳
呼吸	肺动脉嵌压 / 左心房压	床旁心脏超声	血气		
神志	心排血量 / 心排血指数外周血管阻力		血尿素氮 / 肌酐心肌酶 / 肌钙蛋白		

2. 冠状动脉旁路移植术后处理

与一般心脏手术后的处理原则相同，即维持生命体征的平稳，其特殊性是必须保持心脏血氧供需平衡、水与电解质平衡及酸碱平衡。针对左心功能状态不同的患者，术后处理侧重点有所不同。左心功能良好的患者，术后生命体征大多平稳，处理的重点是保持心脏血氧供需平衡，减慢心率和放宽负性肌力药物的运用。左心功能不全的患者，如缺血性心肌病，合并大的室壁瘤及严重的瓣膜病变，术后着重维护和提高心功能，通过维持适当的血压水平及保证心脏供血来实现心脏血氧供需平衡，减慢心率。

（1）保持心脏血氧供需平衡，补充血容量：冠心病的病理基础是由于冠状动脉发生严重粥样硬化性狭窄或阻塞而引起的心脏氧供需不平衡，术后保证心脏氧供，减少氧的消耗非常重要。导致心脏供氧量减少的原因通常包括：血容量不足、低心排综合征、心包填塞、循环负荷过重、呼吸道阻塞、胸腔积液等。而血压高、心率快、躁动、高热等原因导致了搭桥术后患者的氧耗量增多。针对上述原因，冠状动脉搭桥术后早期应控制收缩压在 90 ~ 120 mmHg，观察患者引流量的多少，如无出血倾向，可控制收缩压至 150 mmHg 以下。由于冠心病患者术前多有高血压病史，术后可静脉应用硝酸甘油、亚宁定、硝普钠等药物控制血压。维持 CVP 在 6 ~ 12 cmH_2O，保持容量平衡，纠正低心排，保持呼吸道通畅，给予患者充分的镇静、镇痛，必要时可应用肌松剂。持续监测体温，如体温过高时，给予物理降温，若降温效果不佳时，可遵医嘱用药退热。

保持电解质和酸碱平衡：冠状动脉搭桥术后，维持电解质平衡对于预防心律失常非常重要。通常每 4 h 查血钾 1 次，如果有异常，应 1 ~ 2 h 复查 1 次。血清钾的浓度应控制在 4.0 ~ 5.0 mmol/L 之间。低血钾症应在短时间内纠正，可在中心静脉处持续泵入 6% 氯化钾溶液，在肾功能不良和尿量较少时，应适当减速。成人患者，每补给 2mmol 氯化钾可提高血钾 0.1 mmol/L。当血钾高于 6.0 mmol/L 时，则有心脏骤停的危险，应给予利尿剂、高渗葡萄糖加胰岛素、钙剂、碱性药物，使血钾迅速降至正常水平。临床上一般容易忽视对镁剂的补充，它对室性心律失常有抑制作用，并能扩张冠状动脉。血清镁应维持在 1.3 ~ 2.1 mmol/L 范围，在 2 ~ 4 h 内可补充硫酸镁 5 g。

（2）呼吸系统的管理：搭桥术后患者，通常给予呼吸模式的设置为容量控制。术后早期，如果患者病情稳定，清醒并配合治疗的患者，可应用间歇通气，潮气量设置为 8 ~ 12 mL/kg，频率 10 次 /min，呼气末正压（PEEP）5 ~ 8 cmH_2O，以防止肺不张。使用呼吸机期间必须加强气道湿化，湿化液须使用蒸馏水，有利于肺部气体交换，防止纤毛干燥而不利于痰液的排除。若湿化使用生理盐水，会导致氯化钠颗粒沉积在气管壁上，影响纤毛活动。湿化吸入温度要求控制在 28 ~ 32℃，相对湿度 $< 70\%$。调整呼吸机参数后，应定时复查血气分析。冠状动脉搭桥术后的患者，患者清醒，循环稳定时，应使患者尽早拔除气管插管，脱离呼吸机，脱机过程太长是最常见的错误。搭桥术后早期拔管可改善静脉回流，降低右心负荷，并增加左心室充盈，从而增加心排血量。可促进患者更早咳痰，排出痰液，减少肺部并发症，缩短住 ICU 时间，最终节省医疗开支。拔除气管插管的指标，应根据患者的具体临床表现及各项监测指标决定，当患者神志清醒，可完全配合治疗，肌力正常后，即可考虑拔除气管插管。另外，需要血流动

力学稳定、无出血并发症、无酸中毒及电解质紊乱，具体拔管指征见表 6-2。

表 6-2 拔管指征

	拔管指征
神经系统	意识清醒
	服从命令
	没有脑卒中并发症
血流动力学	稳定
	无出血并发症或胸腔引流量 < 200 mL/h
	平均动脉压 70 ~ 100 mmHg
	适量肌松药物或主动内球囊反搏并非禁忌证
呼吸系统	pH ≥ 7.32
	PaO_2 > 80 mmHg[FiO_2=50%]
	自主呼吸时 $PaCO_2$ < 55 mmHg
	潮气量 > 5 mL/kg
	吸气负压 > -25 cmH_2O
放射影像学	无大量积液、积气
	无大面积肺不张
生化指标	血清钾浓度 4.0 ~ 4.5 mmol/l

据文献报道，冠状动脉搭桥术后患者常于术后 16 ~ 18 h 拔管。对于非体外循环下心脏不停跳搭桥患者，由于没有体温循环的打击，机体生理影响不大，平均拔管时间可缩短至术后 4 ~ 6 h。拔除气管插管后，可给予鼻导管吸氧或储氧面罩吸氧。每日给予雾化吸入 2 ~ 3 次，每次 15 min。在不影响患者休息的情况下，间断给予体疗。对于术前患有慢性阻塞性肺病患者，由于痰液多且黏稠，往往较难咳出，可遵医嘱静脉应用大剂量氨溴索化痰。拔除气管插管的患者，早期要严密观察生命体征。注意呼吸形态，观察是否存在鼻翼扇动，呼吸浅快、呼吸困难，三凹征、发绀、烦躁不安等缺氧现象。对于呼吸状态不佳的患者，可考虑使用序贯通气。序贯通气时，患者感觉舒适，可以经口进食，避免了气管插管带来的相关损伤，保护了气道的防御功能，降低了院内肺部感染的发生率。

（3）血流动力学的监测：冠状动脉搭桥术后患者常需植入 Swan-Ganz 导管监测血流动力学和持续监测心排量。对于血流动力学改变和处理见表 6-3。

表 6-3 血流动力学改变和处理

血流动力学				处理	
MAP	CO	PCWP	SVR	首先	其次
↓	↓	↓	↓ ↑	补充容量	
↓	↓	↓	↑	补充容量	扩血管药
↓ ↑	↓	↑	↑	扩血管药	正性肌力药 /IABP
↓	↓	↑	N/ ↓	正性肌力药	
↓	N/ ↑	N	↓	缩血管药	
N	N	↑	↑ ↓	利尿剂	

（二）术后并发症的观察与处理

1. 低心排血量综合征

冠状动脉搭桥术后出现 LOS 是非常危险的，它会引起血管收缩或移植血管的痉挛，加之血管移植物内血流量的减少，从而加重心肌缺血，进一步导致心排血量的减少，最后造成难以扭转的低血压状态。低心排可增加手术死亡率和术后并发症发生率，如呼吸衰竭、肾衰竭、神经系统并发症等。冠状动脉搭桥术后，发生 LOCS 的最常见原因为低血容量，可由过度利尿、失血、外周血管过度扩张、心肌收缩功能不良、外周循环阻力增强等原因造成。其他常见原因还包括心包压塞、心律失常和张力性气胸。

临床表现：烦躁或精神不振、四肢湿冷发绀、甲床毛细血管在充盈减慢、呼吸急促、血压下降、心率加快、尿量减少 < 0.5 mL/（kg・h）、血气分析提示代谢性酸中毒。

预防和处理：术后早期应用正性肌力药物（如多巴胺、多巴酚丁胺）等扩血管药，补足血容量，纠正酸中毒，预防 LOCS 的发生。一旦临床表现提示出现低心排血量综合征，应立即报告医生，详细分析，找出原因，尽早做出相应处理。补充血容量，纠正酸中毒、减轻组织水肿、保持容量平衡。每隔 30 ~ 60 min 复查血气，观察分析器发展趋势，给予相应治疗。若药物治疗无效，要及时应用 IABP，改善冠状动脉灌注，保护左心功能。

2. 心律失常

（1）心房颤动和扑动：心房颤动是冠状动脉搭桥术后最常见的心律失常。美国胸外科学会（STS）报道，房颤发生率约为 20% ~ 30%。一般发生在术后 2 ~ 3 天，通常为阵发性，但可反复发作。多数心脏外科医生认为，冠状动脉搭桥术后房颤是一个较严重的问题，它对血流动力学有一定的影响。心房颤动通常由以下几个方面引起：外科损伤；手术引起的交感神经兴奋；术后电解质和体液失平衡；缺血性损伤；体外循环时间过长等。

预防和处理：①心律的监测：术后心律、心率的变化，对高龄、术前有心功能不良或房颤病史等的高危患者进行重点监护。②术后尽早应用 β 肾上腺素能受体拮抗剂，预防性给予镁剂。若患者已出现房颤，治疗的重要任务是控制心室率，然后再进行复律治疗，尽量恢复并维持室性心律。

（2）室性心律失常：冠状动脉搭桥术后的偶发室性期前收缩，其通常不需要治疗。而出现室性心律失常如室性心动过速、心室颤动，术后并不常见，一般发生在术后 1 ~ 3 天。产生的主要原因如下：围术期心肌缺血和心肌梗死；电解质紊乱，如低血钾和低血镁症；血肾上腺素浓度过高；术前已有左心室室壁瘤和严重的收缩功能减退。对大多数患者来说，术后室性心律失常及其诱发因素是能被纠正的。

预防和处理：①维持水、电解质及酸碱平衡：术后早期常规每 4 h 检查血气离子一次，根据化验回报补充离子、调整内环境。常规应用镁剂，即使血镁正常，应用镁剂不仅可有效控制室性心律失常，还时以扩张冠状动脉，增加冠状动脉血流。②给予患者充分镇静，由于强心药物，并应用利多卡因等抗心律失常药物。

3. 急性心肌梗死

由于手术技术和心肌保护技术的改善，冠状动脉搭桥术后的心肌梗死已不常见。不稳定性心绞痛患者其术后心肌梗死发生率高于稳定性心绞痛患者。发生的原因可能与以下因素有关：心肌血管重建不彻底；术后血流动力学不稳定；移植血管病变。

预防和处理：减少心肌氧耗，保证循环平稳。血流动力学支持、标准的药物治疗、纠正电解质紊乱和心律失常。术后早期，给予患者保暖有利于改善末梢循环并稳定循环，继而保护心肌供血，能有效防止心绞痛及降低心肌梗死再发生。对于心肌梗死继发低心排血量的患者，应尽早放置主动脉内球囊反搏或心室辅助装置，提供流动力学支持，减轻心脏负荷。

4. 出血

冠状动脉搭桥术后的出血发生率约为 1% ~ 5%，主要原因为外科手术因素和患者凝血机制障碍、长时间体外循环、高血压和低温等。患者引流量大于每小时 200 mL，持续 3 ~ 4 h，临床上即认为有出血并发症。

预防和处理：术前对于稳定性心绞痛患者，提前一周停用抗血小板药物。对于不稳定性心绞痛患者，可改为低分子肝素抗凝。术后严格控制收缩压在 90 ~ 1 000 mmHg。定时挤压引流，观察引流的色、质、量，静脉采血检查 ACT（活化凝血酶原时间），使其达到基础值范围，确认肝素已完全中和。若出现大量快速出血，血压下降，应立即床旁紧急开胸止血。

5. 急性肾衰竭

患者行冠状动脉搭桥术之前，若存在肾功能不全、高龄、瓣膜手术、糖尿病、严重左心室功能不全等情况，术后极易出现急性肾衰竭的并发症。它在术前血清肌酐正常的患者的发生率为1.1%，而术前血清肌酐升高患者的发生率为16%，其中20%的患者需行CRRT治疗。急性肾衰竭增加手术死亡率，可高达40%左右，并延长住院时间，增加患者负担。

预防和处理：对于有肾衰竭危险因素的患者，术前应避免使用肾毒性的药物。若术前出现血清肌酐升高者，在病情允许的情况下，可适当延迟手术时间，待血清肌酐值控制在较合适的范围内时，再行手术治疗。术前需合理限制液体入量以减少肾脏损害。术后小剂量的应用多巴胺2 ~ 3μg/（kg·min），可扩张肾动脉，增加肾灌注。若患者出现严重的急性肾衰竭症状时，应及早给予CRRT支持，不能等到出现血流动力学紊乱、多脏器功能衰竭时才开始应用，宜早不宜迟。

6. 脑卒中

脑卒中是造成冠状动脉搭桥术后并发症和死亡的主要原因之一。据Puskas多中心调查研究，脑卒中发生率为6% ~ 13%。临床上将脑损害分为Ⅰ型和Ⅱ型。Ⅰ型为严重的永久的神经系统损伤，发生率3%，死亡率可达到21%。Ⅱ型为轻度脑卒中，患者出院时可恢复神经系统和肢体功能，发生率为3%，死亡率为10%。

预防和处理：早期的脑卒中治疗只是支持疗法，预防才是关键。造成术后脑卒中的原吲有：升主动脉粥样硬化；房颤；术前近期心肌梗死和脑血管意外；颈动脉狭窄：体外循环等。术后需每小时观察并记录瞳孔及对光反射，麻醉清醒患者，观察其四肢活动情况。出现脑卒中的患者中，需给予头部冰帽降温，降低氧耗；防止或减轻脑水肿；使用甘露醇、激素、利尿剂、白蛋白；神经细胞营养剂和全身营养支持。若患者出现抽搐时，应立即给予镇静剂和肌松剂抑制抽搐。定时给予患者翻身、叩背，促进痰液排除防止肺部感染。

7. 主动脉球囊反搏的应用

主动脉球囊反搏（intra-aortic balloon pump，IABP）是机械辅助循环方法之一，系通过动脉系统植入一根带气囊的导管到降主动脉内做锁骨下动脉开口远端，在舒张期气囊充气，主动脉舒张压升高，冠状动脉流量增加，心肌供氧增加；在心脏收缩前气囊排气，主动脉压力下降，心脏后负荷下降，心脏射血阻力减少，心肌耗氧量下降，以此起到辅助衰竭心脏的作用。对于冠状动脉搭桥术后出现心力衰竭、心肌缺血及室性心律失常等并发症而药物不能控制者，应及早使用IABP。但是由于IABP是有创植入性操作，并且使用期间需维持ACT在较高的水平。因此，在使用IABP期间易出现并发症，延长患者的住院时间。据文献报道，应用IABP的并发症发生率为13.5% ~ 36%，可出现下肢缺血、球囊破裂、感染、出血、血肿、栓塞、动脉穿孔、主动脉夹层等并发症。

预防与处理：

①下肢缺血：下肢缺血为多见的并发症，由于IABP管堵塞动脉管腔或血管内血栓脱落栓塞影响下肢供血有关。表现为IABP术后，患侧疼痛、肌肉萎缩、颜色苍白、末梢变凉、足背动脉消失。

术前应选用搏动较好的一侧植入导管；选择合适的型号；适当抗凝；持续搏动，不能停，以防止停搏时在气囊表面形成血栓在搏动时脱落。术后每15 min对比观察双侧足背或胫后动脉搏动，注意患肢皮肤的温度、颜色变化。抬高下肢，4 ~ 6 h行功能锻炼，以促进下肢血液循环遵医嘱给予肝素化，每2 ~ 4 h监测ACT，调整ACT在正常值的1.5倍左右。给予患者翻身时，避免患侧屈膝屈髋，防止球囊管打折引起停搏。若出现机器报警，应立即处理，避免机器停搏导致患者出现生命体征变化。

②球囊破裂：主要原因为在插入气囊导管时，尖锐物擦划气囊；动脉粥样硬化斑块刺破气囊；动脉内壁有突出的硬化斑块，气囊未全部退出鞘管或植入锁骨下动脉内形成打折、弯曲，该部位膜易打折破裂。

术前应常规检查气囊有无破裂，避免接受尖锐、粗糙物品。了解患者血管造影是否有斑块，了解术中置IABP管是否困难。临床表现为反搏波形消失，导管内有血液流出。一旦发现，需立即停止反搏，拔出气囊导管，否则进入气囊内的血液凝固，气囊将无法拨出，只能通过动脉切开取出。

③感染：常见于动脉切开植入导管。术后需加强无菌操作，及时更换被血、尿污染的敷料，并密切观察IABP置管处伤口有无红、肿、热，痛等感染征象。同时每日监测体温、血象的动态变化情况，如

有异常及时报告。遵医嘱全身及切口局部应用抗生素。

（三）术后康复护理

冠状动脉搭桥术后患者，尽早进行科学的康复锻炼对术后顺利恢复有很大的帮助。有效的康复锻炼可以扩张冠状动脉，在一定程度上预防冠脉搭桥的狭窄和闭塞，促进血液循环，促进伤口愈合，促进心功能恢复，预防肺部、消化道等各器官并发症发生，使患者尽快恢复正常生活。并且，随着患者活动量的逐步增加可有效预防深静脉血栓形成，还能改善血流动力学状态。患者在ICU转回病房后，病情趋于平稳，除进行必要的抗生素和相关药物治疗外，需加强康复护理。

为了有效地进行肺部扩张，尽早恢复吹气球训练，方法同术前，可防止肺不张，减轻肺间质水肿。据报道，此项训练能明显改善缺氧和二氧化碳潴留。吹气球训练的同时，配合定时雾化吸入每日4次，每次15 min。雾化吸入后痰液稀释，较易咳出，此时可鼓励患者咳嗽，惧怕切口疼痛是患者不愿意咳嗽的主要原因，可采取胸带同定伤口、护士协助按压伤口等方法缓解咳嗽时引起的疼痛。同时，可教会患者采取“抱胸式”咳嗽的方法，即鼓励患者深吸气后双手交叉抱于胸前，每当用力咳出时，双手用力向身体内抱胸，此方法可减轻咳嗽时震动引起的疼痛，并且患者可自行控制抱胸的时机和力度。

鼓励患者进食高蛋白、高热量饮食，既为康复训练储备能量也可促进手术刀口的愈合。南ICU转回病房24 ~ 48 h后，在患者体力允许情况下，护士协助患者在床上慢慢坐起，待适应后再缓慢移到床边，直到搀扶站起。切记，患者由于卧床时间较长，初次活动会感到乏力、头晕、四肢无力，同时还有谨防直立性低血压的发生。早期活动可搀扶离床短距离步行，72 h后根据患者体力和心功能的恢复情况逐渐加大活动量，可沿病房走廊步行。若扩胸运动导致患者牵拉伤口引起疼痛，为防止关节僵硬，可鼓励患者多做一些柔软的伸展运动，例如，上肢缓慢抬起，举过头顶或者两手缓慢平举，以不引起疼痛为宜，逐步增加动作幅度。鼓励患者生活自理包括洗脸、刷牙、自己进餐和大小便等。可促进上肢功能锻炼，又在一定程度上增加了运动量。此时，嘱患者多进食蔬菜、水果等易消化饮食，排便时切勿用力，如厕时动作宜迟缓，防止血压骤升骤降发生意外。患者一旦生活自理能力恢复后，既满足了患者自我实现的需求，也增加了患者的自信心，利于患者心态的调整，病情的恢复。

在进行康复锻炼时，要求患者逐渐加大运动量，不可急于求成，应以患者能自我耐受、不感过度疲劳、无心慌气短、不诱发心律失常和剧烈胸痛为度。

五、健康指导

患者术后状态平稳，复查心电图、X线胸片、心脏超声如无异常，即可出院。向患者宣讲和发放出院健康指导手册，包括指导患者饮食、功能锻炼、合理用药、定期复诊等内容。

（一）饮食指导

冠状动脉搭桥术后患者饮食宜清淡、高营养，应限制饮食中的高热量、高胆固醇食品如肥肉、动物脂肪、动物内脏、甜食等，可多食蔬菜、水果等富含维生素和膳食纤维的食物。一日三餐要规律，切勿暴饮暴食，合理控制体重，戒烟酒。

（二）功能锻炼

散步是一种全身性运动，可加快血流速度，保持血流畅通，防止冠状动脉狭窄，降低心脏并发症与再次手术率。对于冠状动脉搭桥术的患者，这是很好的一项运动，鼓励患者出院后养成散步的好习惯，可根据自行情况和耐受程度逐渐延长散步时间、增加散步的距离。在完全恢复体力前，会感觉乏力是正常的，如果出现胸痛、气短。轻度头晕、脉搏不规则应立即停止锻炼，及时到医院复查。

（三）用药指导

患者即将出院，很多患者会认为手术过后，症状消失或改善了就万事大吉了，此时需强调出院后定时服用口服药的重要性：减轻动脉硬化程度，延缓和控制病变的进程和冠状动脉再狭窄的发生。服用口服药应注意：清楚了解和熟悉常用药物的名称和剂量；遵照医生医嘱按时服药，禁忌自行调整服药剂量或擅自停药；按照药品的使用说明合理保存药物，防止药物在阳光下暴晒影响药效，延误治疗。

（四）定期复查

一般术后 3 ～ 6 个月回手术医院复查一次，以后 1、3、5、10 年复查一次，复查项目包括心电图、X 线胸片、心脏超声、生化系列等。

（五）维持情绪稳定

实践表明，脾气暴躁、易怒、易紧张的人很容易出现血压增高，冠脉血管张力增加而患心脏病。经历了手术的治疗后，应指导患者时刻保持愉快的心情，避免争吵和过度兴奋。让患者多听音乐，参加社会活动达到精神放松，从而提高生活质量，延长寿命。

第二节　主动脉夹层动脉瘤的围术期护理

一、概述

主动脉夹层动脉瘤（aortic dissective aneurysm）的准确定义是：主动脉壁中层内裂开，并且在这裂开间隙有流动或凝固的血液。中层裂开通常是在中层内 1/3 和外 2/3 交界面。夹层将完整的主动脉壁一分为二：即由主动脉壁内膜层和中层的内 1/3 组成的夹层内壁和由中层外 2/3 和外膜层组成的夹层外壁。夹层内、外壁间隙为夹层腔，或称为假腔，主动脉腔称为真腔。主动脉夹层的病因尚不明确，但其基本病变为含有弹力纤维的中膜的破坏或坏死，常与以下情况有关：高血压、遗传性结缔组织病（如马方综合征、Turner 和 Ehlers-Danlos 综合征）、多囊肾病、主动脉中膜变性、主动脉缩窄、先天性主动脉瓣病、妊娠、动脉硬化、主动脉炎性疾病、钝性或医源性创伤或肾上腺诱导性病变有关。

在夹层形成和发展过程中，主动脉壁中层撕裂导致的疼痛和主动脉夹层动脉瘤三个常见并发症（主动脉破裂、主动脉瓣反流、主动脉及其分支血管的阻塞）相应的表现是急性主动脉夹层动脉瘤常见的症状和体征。慢性主动脉夹层动脉瘤患者，主动脉扩大但常无症状。当扩大的主动脉侵犯邻近结构，则表现为相应部位的疼痛。扩大的主动脉压迫邻近组织也产生症状，如声音嘶哑、Hornor 综合征、反复肺炎。近端主动脉发生慢性夹层时，多合并主动脉瓣的关闭不全，严重者产生急性左心衰竭症状。慢性主动脉夹层患者也可出现组织灌注不良，如慢性肾衰竭、跛行等。慢性夹层患者出现低血压，多是由于主动脉破裂或严重的主动脉瓣关闭不全、心力衰竭所致。慢性病症外周脉搏消失较急性常见。主动脉瓣关闭不全时，除典型的舒张期泼水样杂音外，多有外周血管征，如毛细血管搏动、枪击音、脉压增大，腹部体检可发现扩大的主动脉。

未经治疗的主动脉夹层动脉瘤预后很差。急性主动脉夹层动脉瘤患者，50% 在夹层发生后 48 h 内死亡，75% 的患者在 2 周内死亡。慢性夹层患者，5 年生存率低于 15%。主动脉夹层动脉瘤患者绝大多数死于主动脉破裂。临床实践结果表明，人造血管置换术是主动脉夹层动脉瘤外科治疗的最有效方法。理想的置换术是在一次手术中能用人工血管置换所有夹层病变累及的主动脉段，即所谓完全治愈。然而这是难以达到的，因为大范围的替换手术创伤大，术后并发症多，死亡率高。因此，绝大多数仅置换破裂的、危险性很高的主动脉段，而通常是近端主动脉应尽可能大范围的替换。

二、术前护理

（一）一般准备

1. 休息

绝对卧床休息，减少不必要的刺激，限制探视的人数。护理措施要相对集中，避免搬动患者，操作时动作要轻柔，避免发出噪声，尽量在患者床边完成相关的检查。

2. 术前常规

准备术前停止吸烟，术前 8 h 禁食水，以免麻醉或手术过程中引起误吸。术前晚应常规清洁灌肠，术前一日备皮，剃去手术区及其附近的毛发，术前一晚按照医嘱给镇静药物。完善各项血、尿标本的化验，包括：血常规、血型、凝血象、生化系列、血气分析、尿常规。辅助检查包括：18 导联心电图、胸部 X

线片、超声心动图、CT或MRI、主动脉造影等。

3. 疼痛

主动脉夹层动脉瘤难以忍受的剧烈疼痛本身引起血压的升高，因此要做好疼痛护理。可以适当应用镇静和镇痛药物，止痛药物要选择对呼吸功能影响小的药物，通常是10 mg吗啡皮下或肌内注射，必要时4 ～ 6 h后可重复给药，年老体弱者要减量。如果疼痛症状不明显，但是患者烦躁不安可给地西泮等镇静药物。在使用镇静药物后要观察患者的呼吸状况，如有异常立即通知

4. 吸氧

患者持续低流量吸氧，增加血氧含量。吸氧也可以改善心肌缺氧及应用血管扩张药物而引起的循环血容量减少导致的氧供应不足。另外，疼痛也会增加机体的耗氧量，吸氧后可增加患者的氧供应量，改善患者的不良情绪。

5. 防止发生便秘

对于主动脉夹层动脉瘤的患者来说绝对卧床休息和心理的焦虑和抑郁是导致便秘发生的主要原因，另外患者的饮食结构和生活习惯也足造成便秘的原因，还行一部分患者因为怕用力排便造成动脉瘤破裂而不愿排便。患者要多食素食少食荤，多吃蔬菜水果软化粪便，给胃肠道休息的时间，减少胃肠道的负担，保持胃肠的正常蠕动。多饮水，促进新陈代谢，缩短粪便在胃肠道停留的时间，减少毒素的吸收。安排合理科学的饮食结构，粗细搭配，避免以猪肉、鸡肉等动物性食物为主食。每日睡前或晨起喝一杯温蜂蜜水或淡盐水以保持大便通畅。一旦发生便秘，给予开塞露灌肠，此方法作用迅速有效。服用麻仁软胶囊、蜂蜜水及香蕉虽然有效但作用较慢。禁忌做腹部按摩及运动疗法，以免诱发夹层动脉瘤破裂。因患者绝对卧床，要求床上排便，嘱患者建立定时排便的习惯，每日早餐后排便，早餐后易引起胃－结肠反射，此时锻炼排便，以建立条件反射。另外，患者排便时要注意环境隐私，用屏风遮挡，便后要帮患者做好清洁工作，病室通风，保持空气清新。

6. 其他疾病治疗

（1）心血管系统的常见疾病

①缺血性心脏病：动脉瘤手术对患者心脏供血、供氧和氧耗影响都很大，术前如有缺血性心脏病，术中、术后易并发心肌梗死，一旦发生心肌梗死则死亡率极高。术前应了解患者有无心绞痛症状或者有无心电图的异常改变。但约半数以上的冠心病患者尢任何症状，因此对有冠状动脉疾病的患者，可做冠状动脉造影检查。

②高血压：轻度高血压并不构成动脉瘤手术的危险因素，中度以上的高血压除非必须做急诊手术外，术前应控制好血压再行择期手术。长期服用降压药物的，要一直服药到术前，术后也要尽早恢复服药。术中要特别注意防止血压忽高忽低，术后要口服降压药维持血压平稳。

③心律失常：房性期前收缩一般不需要特别处理。房颤者术中及术后应控制心率，偶发单源性室性期前收缩不需特殊处理，但频发或多源期前收缩需要用利多卡因或胺碘酮等有效药物治疗。新出现的恶性心律失常则应检查有无血生化异常、酸中毒、低氧血症，贫血等。

④心脏瓣膜疾病：升主动脉瘤时常伴有主动脉半环扩大或瓣膜附着缘撕脱，一旦因此而出现主动脉瓣关闭不全，常出现急性左心功能不全的表现，因此应尽早进行手术治疗。这种患者不能平卧、心功能Ⅲ级或Ⅳ级，药物控制效果不佳的也应尽早手术或急诊手术，而不必等待心功能改善后再手术治疗。合并轻度主动脉瓣狭窄或轻度二尖瓣脱垂，术中可不处理，如中度以上的病症，术中应同时处理。

（2）呼吸系统疾病：

①急性呼吸道、肺部炎症：呼吸系统急性炎症，气管分泌物或痰液增多，再加上麻醉和手术的侵袭，术后感染易扩散，发生肺不张和肺炎并发症的危险性增大。所以，除急诊手术外，术前应先治疗呼吸系统急性炎症，待炎症完全治愈后1 ～ 2周再行择期手术。

②慢性支气管炎：慢性支气管炎要去除诱因，其次慢性支气管炎时气管内黏液分泌过多和易引起气管支气管痉挛，因此术前准备应以祛痰、排痰和解痉为中心，使用祛痰药物及雾化吸入。

③慢性肺气肿：术前应锻炼呼吸以促进呼气，通常采用吹口哨及锻炼腹式呼吸改善肺内气体交换。

其次术前也要口服祛痰解痉药物，合并感染要选用敏感抗生素。

（3）糖尿病：合并糖尿病的患者术后易发生感染，主要是因为机体免疫力下降，微血管病的血液循环障碍以及白细胞功能降低等原因。术前要正确调作葡萄糖和胰岛素的用量，使血糖值在允许的范围内波动，防止发生酮症酸中毒。通常要求控制空腹血糖在正常范围或 7.5 mmol/L 以内。但要注意防止发生低血糖。另外还要纠正患者的营养状态，特别是低蛋白现象，并消除潜在感染灶。

7. 用药护理

目前临床上常用的药物有三类：血管扩张剂、β 肾上腺素受体阻滞剂和钙离子阻滞剂。主动脉夹层动脉瘤的急性阶段（发病初 48 h），主动脉破裂的危险性最大，应选择静脉途径给药方法，待病情控制后再改为口服长期维持量。慢性主动脉夹层动脉瘤而无症状的则可提倡口服药物治疗。硝普钠应用输液泵准确输入体内。从小剂量（0.5 μg/（kg・min））开始，然后根据血压的高低逐渐增加用量，但一般不超过（10 μg/（kg・min））。当用大剂量硝普钠仍达不到满意的效果时，改用其他血管扩张剂。应用硝普钠时要现用现配，避光泵入，输液泵控制速度。应用硝普钠同时可应用 β 肾上腺素受体阻滞剂，如艾司洛尔，注射时要稀释并使用输液泵控制速度。值得注意的是艾司洛尔有很强的降压作用，如患者仅应用艾司洛尔就能维持满意的血压和心率，则不需要同时使用硝普钠。在应用艾司洛尔的过程中要密切观察患者的心率。普萘洛尔有很强的心肌收缩功能抑制作用，需要急诊手术的患者应避免使用或用量应小。临床中常用的钙离子阻滞剂是乌拉地尔，应用输液泵泵入，也可稀释后静脉注射。

8. 预防瘤体破裂

夹层动脉瘤破裂引起失血性休克是导致患者死亡的常见原因。预防主动脉夹层破裂，及时发现病情变化是术前护理的重要内容。尤其是患者主诉突然发生的剧烈腰背部疼痛，常常是夹层动脉瘤破裂的前兆。高血压是夹层分离的常见原因，导致夹层撕裂和血肿形成的常见原因与收缩压和射血速率的大小有关。因此术前要将血压控制在 100 ～ 130/60 ～ 90 mmHg，心率 70 ～ 100 次 /min。血压下降后疼痛会明显减轻或消失，是主动脉夹层停止进展的临床指征，而一旦发现血压大幅度下降，要高度怀疑夹层动脉瘤破裂。

9. 周围动脉搏动的观察和护理

当主动脉夹层累及分支血管会引起相应脏器的缺血症状，主动脉分支急性闭塞可导致器官的缺血坏死，要预见性的观察双侧桡动脉、足背动脉的搏动情况，要注意观察末梢的皮肤温度及皮肤颜色。要勤巡视，勤观察，严格交班，做到早发现，早报告，早救治。

10. 胃肠道及泌尿系统

观察动脉瘤向远端发展，可延伸到腹主动脉下端，累及肠系膜上动脉或肾动脉，引起器官缺血和供血不足症状，夹层累及肾动脉会出现腰疼、血尿、急性肾衰竭、尿量减少。夹层累及肠系膜上动脉时会出现恶心、呕吐、腹胀、腹泻等症状。每小时记录尿量，尿色，记录 24 h 出入量。

11. 休克的观察

患者因刀割样疼痛而表现为烦躁不安、焦虑、恐惧和濒死感，且为持续性，一般镇痛药物难以缓解，患者会伴有皮肤苍白、四肢末梢湿冷、脉搏细速、呼吸急促等休克症状。护士要迅速建立静脉通路，抗休克治疗，观察患者尿量、皮肤温度、血压及心率变化。

12. 其他并发症的观察

主动脉分支闭塞会引起器官的缺血坏死，如颈动脉闭塞表现为晕厥，冠状动脉缺血表现为急性心肌梗死，累及骶髂神经可出现下肢瘫痪。累及交感神经节可出现疼痛，累及喉返神经可以发生声音嘶哑，因此护士要严格观察有无呼吸困难、咳嗽、咯血、头痛、偏瘫、失语、晕厥、视力模糊、肢体麻木无力、大小便失禁、意识丧失等征象。

（二）心理护理

绝大部分患者在住院时可以了解自己的病情，对手术和疾病充满了紧张和恐惧，同时夹层动脉瘤的首发症状是胸背部剧烈的疼痛，难以忍受的撕裂样。刀割样疼痛伴有濒死感，严重者伴有短暂的晕厥，因此患者会有烦躁和焦虑，但是患者期盼着手术治疗以减轻痛苦，顾虑重重，同时也担心手术是否成功，这些心理问题会影响患者的休息，同时会使交感神经兴奋，血液中儿茶酚胺含量增加，使血压升高、心率加快，加重病情。不良的心理问题还会降低机体的免疫力，抵抗力下降，对手术治疗不利。首先我们要倾听患者的主诉，鼓励患者说出自己内心的不快、顾虑以及身体的不适，与患者建立信任关系。向患者讲述成功病例，组织经验交流会，观看图片讲解疾病相关知识，增强患者战胜疾病的信心。与家属配合鼓励患者增强战胜疾病的信心。

（三）术前访视

术前一日 ICU 护士到病房对拟进行手术者进行访视，术前访视采用视频和发放宣传册以及一对一咨询的方式进行，以确保患者及家属能够理解，并且在访视过程中一定要注意询问他们是否能听懂。护士除了常规介绍 ICU 工作环境，还需要向患者及家属解释患者在这里的这段时间内可能会发生什么，他们可能会有什么样的感受以及会听到什么并看到什么；气管内插管的存在会对他们产生什么影响，以及如何用另一种方式进行交流：重症监护室护士的角色，重症监护设备，以及重症监护室的探视制度。所有这些信息都应记录细节备份，以便患者回顾需要说明或提醒的要点。护士需要评价患者心理生理状况，确定可能影响术后恢复的问题。术前访视信息见表 6–4。

表 6—4　术前访视信息

患者在 ICU 苏醒	他或她可能会听到声音但不能移动或回答
气管插管会引起的问题	1. 不能说话
	2. 需要吸痰并联合镇静
	3. 需要另一种交流方式
	4. 这种状态可能持续的时间以及时间延长的可能性都需要进行讨论
应用呼吸机	1. 它是什么
	2. 感觉如何
	3. 放松的重要性以及与机器配合
警报和蜂鸣	1. 它们是什么意思
	2. 怎么处理
疼痛	1. 哪里会疼痛
	2. 会怎么样疼痛
	3. 可以为它做什么（定位，支持，麻醉）
ICU 护士	总在身旁：观察并监护进程
物理治疗	1. 物理治疗前需要缓解疼痛
	2. 患者需要告诉护士是否足够
	3. 移出气管插管后需要深呼吸和咳嗽
	4. 卧床期间需要早期进行运动
胸部引流	1. 它们是什么
	2. 它们是干什么用的
	3. 它们什么时候能拔除

（四）急诊手术准备

急诊的主动脉夹层动脉瘤患者，绝大多数是主动脉瘤濒临破裂危险或已发生破裂、有严重的组织、器官灌注不良，病情危重。为了挽救患者的生命，应在密切的监护和药物治疗的同时，在最短的时间内进行必要的术前检查和做出明确的诊断，以便及早接受手术治疗。

1. 监测

所有夹层动脉瘤或可能急诊手术的患者，都必须送至重症监护室或直接到手术室，进行血流动力学连续监测。为了方便静脉应用药物治疗，快速输液和监测中心静脉压，要求建立中心静脉通路。建立动脉连续直接测压，达到实时监测血压的目的。放置尿管，便于对尿量进行监测，这是对液体的补充，抗高血压治疗效果判断的一个很好的观察指标，在双侧肾无灌注时常产生无尿症。定时触摸并对比四肢动脉脉搏的强弱，在监护过程中，护士用这种简单的方法判断有无组织灌注不良。有条件者还可放置 Swan–Ganz 漂浮导管，进行肺动脉、肺毛细血管楔压，心排血量等进行监测。除上述监测外还要观察患者的神经系统功能及腹部状况，同时还要密切观察患者的动脉血气分析结果。

2. 药物治疗

临床实践中，仅有极少数主动脉夹层动脉瘤患者需要急诊手术。假如已在其他医院确定了主动脉夹层动脉瘤的诊断和明确了夹层累及的范围和有无并发症，来院就诊时可直接送入手术室进行治疗。药物治疗主要是静脉给药，普萘洛尔有很强的心肌收缩功能抑制作用，需急诊手术的患者应避免使用。需要急诊手术而又出现组织灌注不良的患者，术前是否进行降血压治疗仍存在分歧，反对者认为降低血压加重组织缺血，赞成者认为组织灌注不良是由于夹层所致，降低血压是可以防止夹层发展、预防夹层破裂的有力措施。在术前准备过程中，有些患者仍出现难以忍受的疼痛则应肌内或静脉注射止痛药和镇静药。

三、术中护理

由于夹层动脉瘤起病急骤，加上剧烈的疼痛，往往使患者出现恐惧、焦虑的情绪，在拟定手术方案后，手术室护士应当尽快到病房做好术前访视，以亲切的态度介绍手术成员及手术的成功经验，鼓励患者以放松的心态准备手术。洗手护士在术前准备好常规心脏大血管手术器械和敷料包，准备各种类型的人造血管及心血管补片、特殊血管缝线和可吸收缝线，大银夹钳和特殊鼻式针持，胸骨锯、骨蜡、无菌冰泥、除颤器、生物胶、止血粉、止血纱布，特细神经拉钩等。检查各种备用插管、手术器材的有效期，准备好充足的手术器械、用物、药品，保障术中及时准确地配合。

患者进入手术室后，巡回护士要热情接待，仔细核对患者姓名、床号、手术部位及术前用药。安慰关怀患者，减轻其紧张情绪。迅速建立两条良好的静脉通路。麻醉完成后，将患者放置平卧位，头下垫软头圈，胸后垫胸枕。肩胛骨、骼尾部、足跟处分别贴减压贴，减少因手术时间长和深低温体外循环导致皮肤压疮。由于手术位置在主动脉，而且是深低温环境条件下，会引起血流动力学和内环境的变化，术中密切配合麻醉师、体外循环灌注师工作，观察血压、血氧饱和度、尿量及体温的变化。遇异常情况，及时遵医嘱做好相应的处理。

心脏大血管手术器械种类繁多，要求器械护士提前 30 min 刷手，与巡回护士一起仔细清点缝线、敷料和器械等物品。考虑到手术大，影响术式的不确定因素较多，皮肤消毒范围要足够大。消毒范围原则上同冠状动脉旁路移植手术，但双耳郭、乳突和双上肢也应充分消毒。铺单还是应预留双侧锁骨下动静脉和股动脉切口位置。暴露右侧腋动脉备体外循环插管用。大血管手术开胸时的风险较大，尤以二次开胸行大血管手术为甚。从开胸到完成心脏血管游离的过程中应做好随时应对大出血、心律失常和启动体外循环的准备。

四、术后护理

（一）常规护理

1. ICU 常规护理

准备好麻醉床、心电监护仪、呼吸机、简易呼吸器、吸痰器、除颤仪等急救监测设备。患者回 ICU 后立即给予患者心电、血压、血氧饱和度监测。连接呼吸机进行机械辅助通气。与麻醉师进行交接包括患者使用药物如何配制、血气分析结果以及术中是否出现异常情况。同时还要交接患者的衣物，带回的血制品及药物，血制品要严格交接，双人核对。病情允许可与手术室护士共同为患者翻身查看皮肤情况，出现异常要记录在重症护理记录单上，并填写压疮评估表，并且要把情况告知家属。

2. 体位

麻醉未醒时采取平卧位，尽量减少搬动患者，如生命体征不稳定患者要禁止翻身。麻醉清醒后生命体征稳定的患者可将床头抬高 30° 。

3. 管道护理

与麻醉师一起确定气管插管的位置，听诊呼吸音，观察双侧是否对称，常规进行 X 线检查，了解气管插管的位置及双肺的情况。交接深静脉及动脉压管路的位置，检查管路是否通畅。妥善固定尿管、引流管，在引流瓶上贴好标记，以便观察患者的引流量、保持各管路通畅，避免打折、扭曲、脱出、受压，每班需要确定各种管路的位置，每个小时记录深静脉及气管插管的位置。

4. 保证外出检查安全

患者外出做检查时要备好抢救设备及药物，准备简易呼吸器、氧气袋、负压吸引器、吸痰管、除颤仪、肾上腺素，以保证患者发生意外情况能够给予及时的救治。

5. 血糖监测

术后监测血糖每小时 1 次，连续 3 h，如有异常立即应用胰岛素，以控制血糖在正常范围。

6. 心理护理

患者进入 ICU 后要掌握患者的心理动态，及早告知患者手术成功，现在正在 ICU 接受治疗，对患者实施周到的护理及热情的鼓励。积极指导自我放松训练，转移注意力，使其配合治疗，促进康复。对患者提出的问题，要耐心细心解答，让患者信任 ICU 护士。

（二）并发症的观察与护理

1. 控制血压

维持理想的血压，减少血压的波动是大血管术后护理的难点。术后难以控制的持续高血压可增加脑出血、吻合口出血及冠状动脉痉挛，有心肌缺血的危险。术后要给予患者镇痛、镇静，加强心理护理，使患者有安全感，防止由于过度的焦虑和烦躁而引起的血压升高。术后要给予缓慢复温，防止由于体温过低引起的外周血管收缩而导致血压的升高。当患者麻醉苏醒可，可应用丙泊酚镇静，同时血压有升高趋势时，要遵医嘱给硝普钠、业宁定、利喜定等降压药物，使血压缓慢降低，收缩压维持在 120 mmHg 左右。术后早期血压低多是因为渗血多、术中出血、失液，血容量不足引起的，应用药物血压仍控制不理想时，要警惕是否发生低心排。所有患者均采用有创血压监测，妥善同定穿刺针的位置，每班都要校对零点，保证测量血压的真实可靠。使用血管扩张药物要单路给药，使用微量注射泵是避免应用“快进”键，以免血压骤然降低。

2. 心电监测

全主动脉置换涉及主动脉根部的置换及头臂干血管的再造，术前主动脉瓣关闭不全，冠状动脉病变，长时间的体外循环及心肌阻断，都会导致术后的心律失常、心肌缺血，低心排甚至心搏骤停。术后立即给予多参数的生理监测及血流动力学监测，定时观察心率、中心静脉压及心电图的变化。高龄患者中心功能较差、心排量降低，易发生充血性心力衰竭，对于这样的患者术后可以给予 IABP 辅助心脏功能，增加心脏射血、心脏灌注，改善肾脏的血液灌注。

3. 纠正电解质紊乱、酸碱平衡失调及出入量失衡

术中血液稀释、利尿剂的应用、低流量灌注、应用呼吸机等都会引起酸碱平衡失调及电解质的紊乱。术后也要参照多方面的因素心率、血压、中心静脉压、尿量、引流量、血气分析结果以及心肺功能。血容量不足时要以补充胶体为主，维持血红蛋白 > 100 g/L 血浆可以预防由于凝血因子减少而造成的引流多，补充胶体还可以防止由于胶体渗透压降低而造成的肺内液体增多，护理过程中不能机械地控制入量小于出量。

4. 意识的监测

脑部的并发症是人工血管置换常见的并发症之一。临床表现为苏醒过缓、偏瘫、昏迷、抽搐等。护士在患者未清醒前要观察并记录患者双侧瞳孔是否等大等圆，是否有对光反射及程度如何，清醒后要记录清醒的时间及程度，密切观察患者的认知情况、精神状态及有无脑缺氧。患者清醒后护士要观察和记录四肢的活动情况，皮肤的温度，感觉动脉搏动情况。

5. 胃肠道的护理

留置胃管持续胃肠减压是术后常见的护理措施，留置胃管禁食水的患者常有口渴、咽部疼痛等不适，每天要给予两次口腔护理，以促进患者舒适。每班听诊肠鸣音，观察腹部体征，有无腹胀、腹痛，定时测腹围，观察有无腹腔脏器缺血表现。患者肠道功能恢复后可给予胃肠道营养，以促进患者体力的恢复。

6. 呼吸道的护理

（1）术后呼吸机辅助呼吸：根据血气分析结果及时调整呼吸机参数。术后带管时间长，不宜长时间持续镇静的患者易出现呼吸机对抗，随时监测呼吸频率、潮气量、气道压及患者的呼吸状态。调整呼吸机模式为 SIMV+PS（压力支持）或者压力控制通气（PC），在 PC 情况下要注意观察患者的潮气量变化，及时调整压力。

（2）预防呼吸机相关性肺炎（VAP）：呼吸机相关性肺炎是指经气管插管行机械通气 48 h 以后发生的肺部感染，或原有肺部感染发生新的病情变化，临床上高度提示是一次新的感染，并经病原学证实者。机械通气是 ICU 常用的一种治疗方法，由于人工气道的建立破坏了呼吸道正常的生理防御机制，使机械通气并发的呼吸机相关性肺炎发生率增加 4 ~ 12 倍。呼吸机相关性炎的发生使得患者治疗时间延长，住院费用增加，死亡率增高，影响疾病的预后。

ICU 环境管理：严格限制探视，减少人员流动，同时也要减少可移动设备的使用。必要探视时家属需要穿隔离服、戴口罩帽子、更换拖鞋后才能进入。每日要进行通风，地面每天用含氯消毒液拖擦，监护仪等设备定期消毒液擦拭，患者转出后对所用物品进行终末消毒处理。ICU 应设立隔离病房，以收治特殊感染患者。使用空气层流装置时要定期清理排风口出的污物，以免影响空气质量。定期对 ICU 工作人员进行手消毒效果监测，洗手后细菌数小于 5 cfu/cm^2，并以未检出致病菌为合格。此外，还要进行定期体检，尤其要进行口咽部细菌培养，带有致病菌株者应停止治疗工作或更换工作岗位。

7. 并发症的观察及护理

（1）观察有无截瘫：密切观察患者的下肢肌力及感觉，一旦发现异常立即通知医生。胸降主动脉和胸腹主动脉远端的血管置换术，脊髓缺血时间长或者供给脊髓血液的肋间动脉和腰动脉没有重建等因素导致的偏瘫、截瘫等是主动脉夹层动脉瘤术后常见的严重并发症，迄今为止尚未有解决的方法。

（2）观察有无栓塞征象：主动脉人工血管置换术后，在重建血管吻合口、动静脉腔内易发生血栓和栓塞。为防止人工血管内发生血栓，术后 3 个月内给予抗凝治疗，抗凝药物的应用通常在术后 6 ~ 12 h，如果引流多要推迟使用。

（3）预防出血和渗血：主动脉人工血管置换的创伤大，吻合技术难，吻合处多，术中和术后发生出血和弥散性渗血往往能够致命。术后对出血的观察和早期发现尤为重要。勤挤引流，保持引流通畅，观察记录引流的色、质和量，如果发现术后 1 h 引流量 > 10 mL/kg，或者任何 1 h 的引流量 > 200 mL，或 2 h 内达 400 mL，都提示有活动性出血，一旦发现要立即报告医生，给予开胸止血。同可术后控制血压也是预防出血的关键，主动脉人工血管置换手术复杂，技术难度大，吻合口多，吻合口出血是术后致死的首要原因。控制血压在 90 ~ 120/50 ~ 80 mmHg，以保证组织灌注，皮肤温度正常，以尿量为准，保证每小时尿量 > 1 mL/kg，避免血压过低导致的组织灌注不足。早期引流偏多要排除血液稀释、鱼精蛋白不足、凝血功能障碍等原因，及时给鱼精蛋白，新鲜血浆、血小板、纤维蛋白等，有效地减少术后渗血。

（4）肾脏功能监测：肾脏是对缺血最敏感的腹腔脏器，肾衰竭是主动脉术后常见的并发症之一，发生率 10% ~ 20%，常在术后 48 h 内发生。防止血容量不足引起的少尿、无尿，每小时观察并记录尿量、颜色及性质，查肌酐、尿素氮，出现出入量失衡时及时汇报医生。补足血容量，血细胞比容低于 35% 时适当输血，维持血压稳定，必要时应用硝普钠降压，必须保持稳定的肾动脉灌注压，舒张压不低于 60 mmHg。血压过低者可应用小剂量多巴胺、肾上腺素以提高血压，扩张肾动脉，起到强心利尿作用。发生血红蛋白尿时要给予碱化尿液，防止管型尿形成，保持水电解质酸碱平衡，控制氮质血症，当尿量连续 2 h < 1 mL/kg 时，及时报告医生，应用利尿剂，必要时应用肾脏替代疗法。

8. 预防感染

主动脉夹层人工血管置换手术时间长、创伤大，人工血管植入和术后带有引流管，中心静脉导管等侵入性导管多，易发生感染。术后各项操作要严格遵循无菌操作原则，应用广谱抗生素，严格按医嘱时间给药，以维持最佳的血药浓度。有发热的患者要根据血培养的结果选择应用抗生素。要密切观察体温，痰液的色、量及性质。观察皮肤有无红肿、疼痛，尿液有无混浊，一旦发现上述症状，要及可找到原因并及时处理。

（三）康复护理

患者病情平稳后可进行各关节的被动运动，清醒脱机后指导患者进行主动关节运动，练习床上坐起进食，为下床活动做准备。从术后第一天起按摩双下肢，每日两次，每次半小时。翻身叩背促进患者痰液排出，防止呼吸道感染的发生。鼓励患者早期下床活动，促进体力的恢复，初次下床时要注意保护患者安全以免发生摔伤。

五、健康指导

（一）生活指导

减少家庭生活中的不安全因素，防止跌倒，避免体力活动，从事比较轻松的职业。指导患者养成良好的饮食习惯，给予低盐、低胆固醇、富含粗纤维素且清淡易消化饮食，少量多餐，不食刺激性以及易引起腹胀的食物，如饮料和咖啡等，以免加重心脏负担。限制摄盐量，限制高胆固醇、高脂肪食物，并适量摄取蛋白质饮食，多吃新鲜的蔬菜和水果，戒烟限酒，保持大便通畅，防止发生便秘而引起腹内压增高。根据天气增减衣物，避免发生感冒。

（二）用药指导

按医嘱服药，漏服后不能补服，缓释片不可掰开服用。控制血压，定期监测血压是药物治疗的关键。合理降低血压，保持血压平稳，防止动脉破裂。每日定时、定部位、定血压计、定体位测量血压并记录数值，以便调整药物用量。

（三）卫生保健

急性期或恢复期患者都有可能因便秘而诱发夹层范围扩大或破裂。应指导患者养成床上排便习惯，必要时给予缓泻剂。加强腹部按摩，减轻患者精神上和心理上的不安，避免排便时用力屏气，可嘱患者食用蜂蜜、香蕉等，每 1 ~ 2 天排便 1 次，同时注意及时记录排便情况，排便时应在旁密切观察血压和心电图变化。

（四）病情观察

一旦出现心前区或胸部、腹部等疼痛立即来医院就诊。

（五）复查指导

术后半年内每三个月门诊随访 1 次，半年复查增强螺旋 CT，了解夹层愈合情况，如有不适随时就诊。

第七章　骨科脊柱疾病护理

第一节　颈椎疾病

颈椎病是指颈椎间盘退变及其继发性改变累及周围组织结构（脊髓、神经根、交感神经、椎动脉等），并产生相应的临床表现。

一、解剖

颈段脊柱由 7 个颈椎、6 个椎间盘（第 1、2 颈椎间无椎间盘）和所属韧带构成，上连颅骨，下接第一胸椎。除第 1、2 颈椎外，其余 5 个颈椎的形态大致相同。这 5 个颈椎的椎体小，呈横椭圆形。从侧方观察，颈椎排列呈前凸弧形。虽然颈椎在椎骨中体积最小，但它的活动度和频率最大，而且解剖结构、生理功能复杂，所以容易引起劳损和外伤，导致颈椎病（图 7–1）。

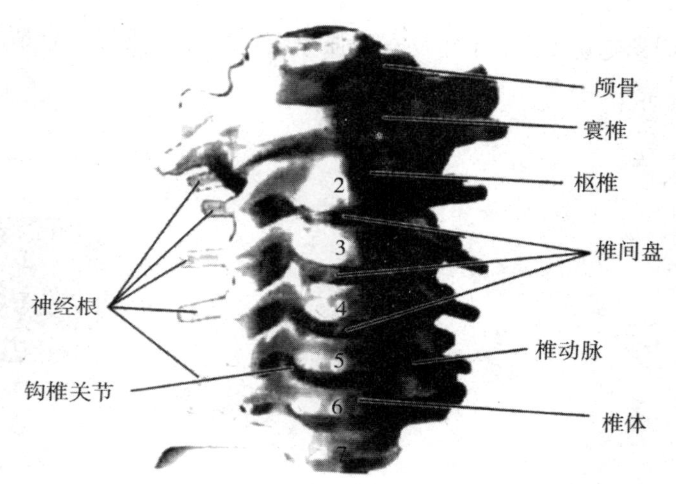

图 7–1　颈椎解剖

二、病因

颈椎是脊柱中体积最小、但灵活性最大、活动频率最高的节段。因此，自出生后，随着人体的发育、生长与成熟，由于不断地承受各种负荷、劳损、甚至外伤而逐渐出现退行性改变。尤其是颈椎间盘，不仅退变过程开始较早，且是诱发或促进颈椎其他部位组织退变的重要因素。如果伴有发育性颈椎椎管狭窄，则更易发生脊髓型颈椎病。现就其致病因素分述如下。

1. 颈椎退变

（1）颈椎间盘变性：由髓核、纤维环和椎体上下软骨板三者构成的椎间盘为一个完整的解剖单位，使上下两节椎体紧密连接，并保证颈椎生理功能。如其一旦出现变性，由于其形态的改变而失去正常功能，以至最终影响或破坏了颈椎骨性结构的内在平衡，并直接涉及椎骨外在的力学结构。

（2）韧带–椎间盘间隙的出现与血肿形成：由于椎间盘的变性，不仅造成变性与失水使硬化的髓核突向前纵韧带和（或）后纵韧带的下方，造成局部压力增高而有可能引起韧带连同骨膜与椎骨间的分离，而且椎间盘变性的本身尚可造成椎体间关节的松动和异常活动，从而进一步加剧了韧带–椎间盘间隙的形成（图 7–2）。

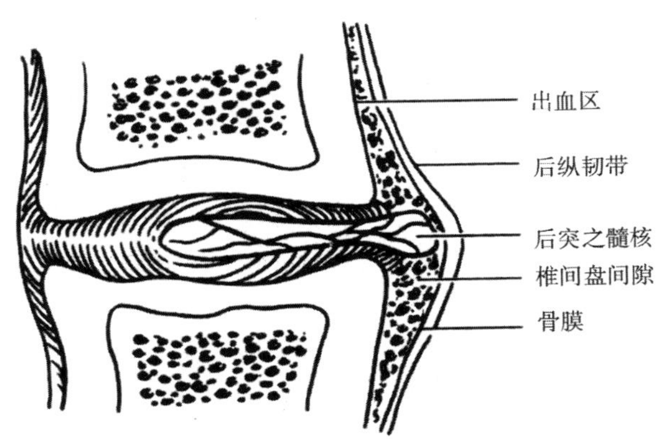

图 7–2　韧带–椎间盘间隙

（3）椎体边缘骨赘形成：随着韧带下间隙的血肿形成，成纤维细胞即开始增生活跃，并逐渐长入血肿内，渐而以肉芽组织取代血肿。随着血肿的机化、老化和钙盐沉积，最后形成突向椎管或突向椎体前缘的骨赘（或称骨刺）。此骨赘可因局部反复外伤，周围韧带持续牵拉和其他因素，通过出血、机化、骨化或钙化而不断增大，质地变硬（图 7–3）。

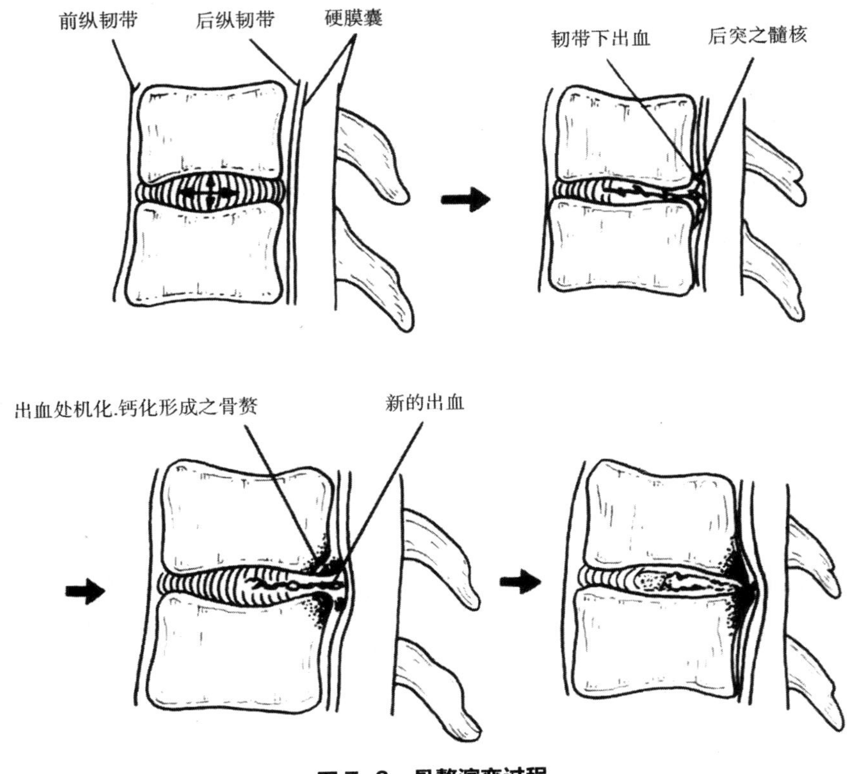

图 7–3　骨赘演变过程

骨赘的形成可见于任何椎节，但以遭受外力作用较大的颈 4 ~ 5 和颈 5 ~ 6 最为多见。

（4）颈椎其他部位的退变：颈椎的退变并不局限于椎间盘以及相邻近的椎体边缘和钩椎关节，还包括以下 4 个方面。①小关节：多在椎间盘变性后造成椎体间关节失稳和异常活动后出现变性。②黄韧带：其早期表现为韧带松弛，渐而增生、肥厚，并向椎管内突入。后期则可能出现钙化或骨化。③前纵韧带与后纵韧带：前纵韧带与后纵韧带退变主要表现为韧带本身的纤维增生与硬化，后期则形成钙化或骨化，并与病变椎节相一致。④项韧带：又称为颈棘上韧带，其退变情况与前纵韧带和后纵韧带相似，往往以局部的硬化与钙化而对颈椎起到制动作用。

2. 慢性劳损

慢性劳损是指超过正常生理活动范围最大限度或局部所能耐受时的各种超限活动。因其有别于明显的外伤或生活、工作中的意外，因此易被忽视。此种劳损主要包括以下方面。

（1）不良睡眠体位：人的一生有 1/4 ~ 1/3 的时间是在床上度过的。因此，不良的睡眠体位，必然造成椎旁肌肉、韧带及关节的平衡失调。所以，不少病例的早期症状是在起床后出现的。

（2）工作姿势不当：大量统计材料表明，某些工作量不大、强度不高、但处于坐位，尤其是低头工作者的颈椎病发病率特别高，包括家务劳动者、刺绣女工、办公室人员、打字抄写者、电脑工作者、仪表流水线上的装配工等。

（3）不适当的体育锻炼：体育锻炼有助于健康，但超过颈部耐量的活动或运动，均可加重颈椎的负荷，尤其在缺乏正确指导的情况下，如一旦失手造成外伤则后果更为严重。

3. 颈部外伤

各种全身性外伤对颈椎局部均有影响，但与颈椎病的发生与发展更有直接关系的是头颈部外伤。外伤的种类主要有以下方面。

（1）交通意外。

（2）运动性损伤：大多数是由于高速或过大负荷对颈椎所造成的损伤。

（3）生活与工作中的意外：在公共场所或居住条件拥挤情况下，头颈部容易被碰撞或过度前屈、后伸及侧屈所损伤。

（4）其他意外损伤：包括医源性或某些特定情况下的意外伤害。前者主要是指不恰当的推拿、牵引及其他手法操作，后者为各种自然灾害所造成的各种意外伤害。

4. 咽喉与颈部炎症

大量临床病例表明，当咽喉及颈部有急性或慢性感染时，极易诱发颈椎病的症状出现，甚至使病情加重。在儿童中绝大多数自发性颈椎脱位与咽喉部、颈部的炎症有关。

5. 发育性颈椎管狭窄

近年来已明确颈椎管的内径大小与脊髓型颈椎病的发病有直接关系，尤其是矢状径，不仅对颈椎病的发生与发展有意义，而且与颈椎病的诊断、治疗和预后判定等均有十分密切的关系。

6. 颈椎先天性畸形

在对正常人进行健康检查或研究性摄片时，常可发现各种异常表现，其中骨骼明显畸形约占 5%。但在颈椎病患者中，局部的畸形数为正常人的 1 倍以上。现就临床上较为多见且与发病有关的畸形阐述如下：

（1）先天性椎体融合，多为双节单发，三节者罕见，双节双发者亦少见。

（2）C_1 发育不全或伴颅底凹陷症，此种情况较为少见，但在临床上易引起上颈椎不稳或影响椎动脉血供而出现较为严重的后果。

（3）棘突畸形，此种畸形虽不少见，但如对 X 线片不注意观察，则不易发现。

（4）颈肋与第 7 颈椎横突肥大，此两者与颈椎病的发生与发展并无直接关系，但在诊断上必须注意鉴别。

7. 其他因素

颈椎周围韧带钙化或骨化：多在后天出现，它与先天因素有无关系尚无结论。属于异位骨化，临床上多见。

三、临床表现

颈椎病的临床表现多种多样，由于颈椎间盘变性突出、椎体后缘骨质增生或钩椎关节增生、关节突关节增生或黄韧带肥厚等，导致颈椎椎管、椎间孔或横突孔变形狭窄和颈椎不稳定，

使脊髓、神经根、椎动脉以及交感神经受到刺激或压迫而表现一系列相关的临床症状。临床常见以下类型（图 7–4）。

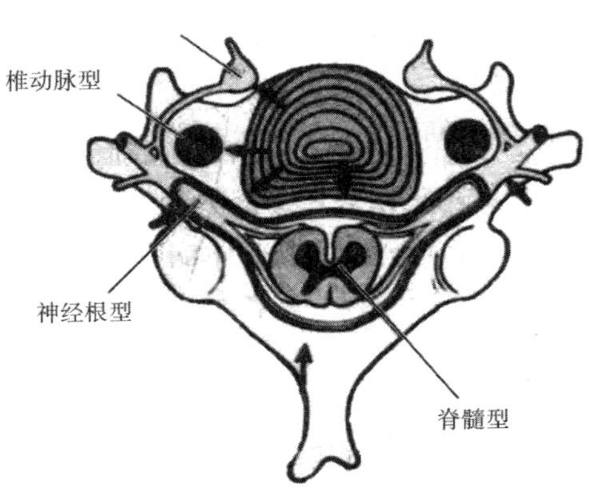

图 7–4　颈椎病分型

1. 神经根型颈椎病

此型发病率最高，占 60% ~ 70%。神经根受到刺激或压迫后可以出 现神经根型颈椎病，其典型的临床症状主要表现为：颈枕部或颈肩部疼痛或麻木，呈持续性或阵发性并向上肢及手指放射传导，可以伴有针刺样或过电样串麻感，当颈部活动或咳嗽、打喷嚏或用力稍大时疼痛及串麻感可加重；同时也可以有上肢肌肉萎缩、发沉、酸痛无力、动作不灵活等现象，在夜间颈肩部及上肢可能痛得更厉害，甚至翻来覆去睡不着。

2. 脊髓型颈椎病

由于颈脊髓受到刺激、压迫，使脊髓血液供应不足，从而导致脊髓的功能障碍，可以出现脊髓型颈椎病。发病率为 12% ~ 30%。其典型的临床症状表现为：进行性的四肢麻木、无力、僵硬、活动不灵活、行走踩棉花感、甚至四肢瘫痪，胸部或腹部的束带感觉，大小便困难或失禁等。

3. 交感型颈椎病

由于颈部交感神经受到刺激或压迫，可以出现交感型颈椎病。其典型的临床症状表现为：头痛或者偏头痛、头晕，可伴有恶心、呕吐、视物不清、视力下降、瞳孔扩大或者缩小、眼睛后部胀痛、心动过速、心律失常、心前区疼痛、血压升高、头颈部和四肢出汗异常以及耳鸣、听力下降、发音障碍等，也可为眼花、流泪、鼻塞、心动过缓、血压下降、胃肠胀气等复杂的表现。

4. 椎动脉型颈椎病

由于颈部椎动脉受到刺激或压迫，可以出现椎动脉型颈椎病，其典型的临床症状表现为：发作性眩晕、突发性弱视或者失明、复视等，但在短期内可以恢复，可以出现猝倒等表现。而这些症状大多在头部突然旋转时或者屈伸时发生。

5. 食管压迫型颈椎病

早期主要为吞咽硬质食物时有困难感及进食后胸骨后的异常感（烧灼、刺痛等），渐而影响软食与流质饮食。后者十分少见。

四、相关检查

1. 体格检查

四肢病理反射（髌阵挛、踝阵挛、巴宾斯基征、查多克征、霍夫曼征），上述阳性反射，是脊髓受到病变侵害的表现，应引起高度重视。

2. 影像学检查

（1）X 线片：可以见到各种相应的颈椎退变的表现。

（2）CT：适用于检查各种原因引起的椎管狭窄、椎管内占位性病变；适用于检查脊柱外伤后有无脊柱的骨折、骨折的程度，有无椎管完整性的破坏；适用于检查脊柱的韧带钙化、骨化、脊柱的增生、退变等表现。

（3）MRI：显示椎间盘病变的类型；有无椎间盘突出以及突出的程度；能显示有无骨刺、颈椎后纵韧带骨化、黄韧带钙化以及这些变化是否对脊髓及神经根造成压迫、压迫的程度；可以显示脊髓的形态，脊髓有无受压变形、脊髓内部结构有无变化；还可以显示颈椎手术后脊髓、神经根减压的情况，手术后是否有瘢痕、血肿等新的压迫因素存在的情况。

五、治疗原则

1. 非手术治疗

是对颈椎病行之有效的治疗手段，它不仅可使颈椎病患者病情减轻或明显好转，亦可治愈，尤其是本病早期阶段。

（1）休息和制动：是各种治疗措施的基础。颈椎病治疗期间减少伏案工作，卧床休息，佩戴颈围领制动。

（2）物理疗法：电疗、光疗、超声等。

（3）颈椎牵引：适用于大多数颈椎病患者，对早期病例更为有效。牵引重量逐渐增加，卧位 2 ~ 5 kg，坐位 6 ~ 7.5 kg。

（4）推拿按摩疗法：是较为有效的治疗措施。但应严格掌握适应证，结合影像学，并对病情作全面的分析与判断。

（5）药物治疗：镇痛药、肌松药、神经营养药等。

2. 手术治疗

（1）适应证

①颈椎病发展至出现明显的脊髓、神经根、椎动脉损害，经非手术治疗无效。

②原有颈椎病的患者，在外伤或其他原因的作用下症状突然加重者。

③伴有急性颈椎间盘突出症经非手术治疗无效者。

（2）禁忌证

①肝脏、心脏等重要脏器患有严重疾病，不能耐受者。

②颈椎病已发展至晚期，或已瘫痪卧床数年，四肢关节僵硬，肌肉有明显萎缩者，手术对改善生活质量已没有帮助者。

③颈部皮肤有感染、破溃等疾患者。

（3）常见手术术式

①颈前路人工间盘置换术。

②颈前路间盘切除 + 植骨融合内固定术。

③颈前路椎体次全切 + 植骨融合内固定术。

④颈后路 C_3 ~ C_7 单开门椎管扩大成形术。

⑤颈椎前后路联合手术。

六、护理及康复

（一）护理评估

1. 术前评估

（1）健康史：①一般资料，包括性别、年龄、职业、生活自理能力等；②既往史，包括有无颈肩部损伤史、既往的治疗方法及疗效、是否伴有高血压、糖尿病等。

（2）身体状况：①症状。评估疼痛的时间、部位、性质及程度，有无放射痛，是否伴有肢体感觉、肌力异常，有无大小便失禁及生命体征的改变等。②体征。颈肩部是否有局部压痛，肢体活动情况及病理征等。

（3）心理－社会状况：观察患者的情绪变化，了解其对疾病的认知程度及对手术的了解程度，有无紧张、恐惧心理。

2. 术后评估

（1）手术情况：麻醉方式、手术名称、术中情况、引流管的数量及位置。

（2）术后情况：生命体征（尤其颈椎前路术后患者注意呼吸情况）、伤口及引流情况、排尿情况、四肢运动及感觉情况。

（二）护理措施

1. 术前护理

（1）体位的训练：①气管推拉练习（图 7-5），适用于颈椎前路手术患者。方法：保持上身直立，颈部中立位，以右手拇指将气管连同喉结一起推向左侧并超过中线，持续 5 ~ 10 s，然后放松。再用左手重复同样动作。每日训练 3 ~ 4 次，每次 20 ~ 30 min。直到自己已经可以耐受气管的推拉而没有明显疼痛和憋气感。②俯卧位训练（图 7-6），适用于颈椎后路手术患者。方法：患者俯卧位收下颌，胸下垫枕头 20 ~ 30 cm，头部顶硬物，以 3 h 为宜。一般在术前 1 ~ 2 天即开始练习。

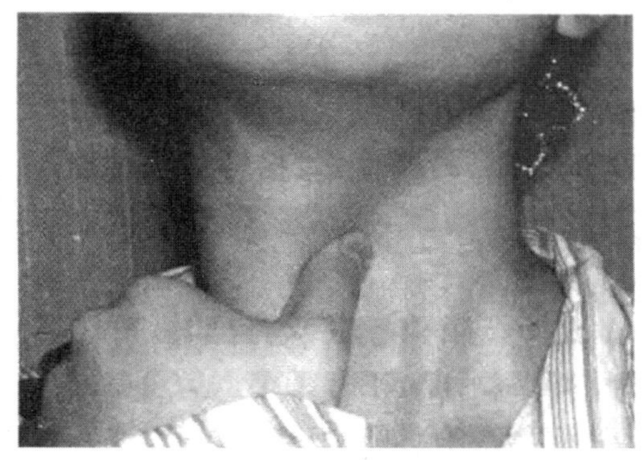

图 7-5 气管推拉练习

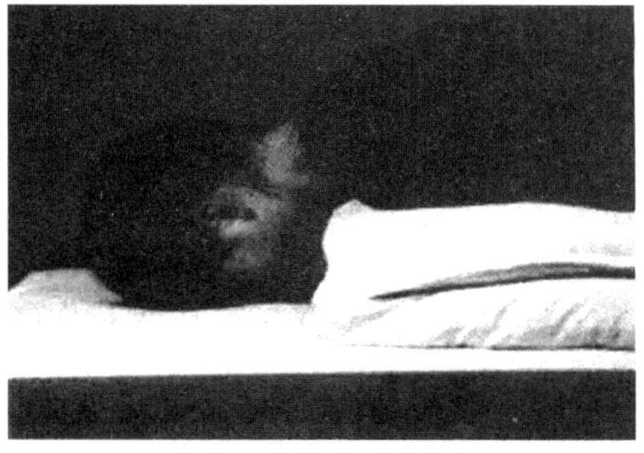

图 7-6 俯卧位训练

（2）选配合适围领。

（3）颈椎前后路手术区域皮肤的准备，参考备皮技术。

2. 术后护理

（1）监测生命体征：颈椎前路患者术后特别注意呼吸情况。呼吸困难是前路手术最危急的并发症，多发生在术后 3 天内。常见原因：①伤口内血肿压迫气管；②喉头水肿压迫气管；③术中损伤脊髓等。一旦患者出现呼吸困难、口唇发绀等缺氧表现，应立即通知医生，同时做好气管切开及再次手术的准备。

（2）体位护理：①患者的搬运。患者返回病房后，由三到四人将患者平移至床上，搬运过程中用围领固定头颈部，由专人保护，搬运时使头、颈、躯干于同一水平。同时应防止各种引流管、输液管脱落、移位。②安置适当体位（图 7–7），平卧时垫薄枕，侧卧时头部垫枕与肩高一致。翻身时应保持头、颈、躯干于同一水平，做轴线翻身。③下床活动。除颈椎前后路联合手术患者，术后第 1 日可以在护士协助下，带引流管下床活动。可先坐起或将床头摇高坐起，若无头晕等不适，可下地活动。下肢无力者，需在医护人员的搀扶下逐渐活动。注意患者起卧时要采取侧起侧卧，防止暴力牵拉双臂，以免引起脊髓再次损伤。下床后活动量以不疲劳为度，循序渐进。

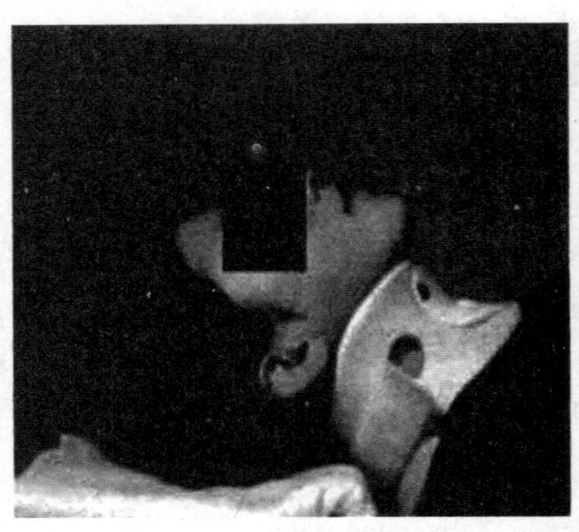
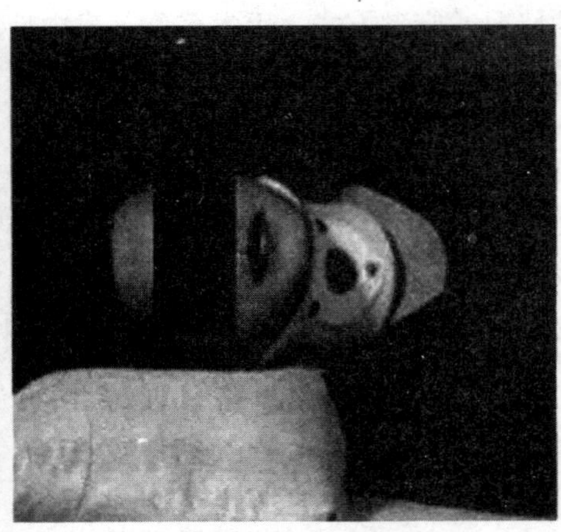

图 7–7　颈椎术后卧床姿势及枕头的使用

（3）饮食护理：全身麻醉术后患者完全清醒，无恶心、呕吐等麻醉反应，即可逐渐饮水，直至流食、半流食或普食。术后第 1 天开始进食高热量、高蛋白质、高维生素、粗纤维素食物。增强患者体质，增强组织修复能力，促进患者康复。有伴随疾病的患者，应按医嘱给予相应特殊饮食，保证营养的摄入。

（4）伤口引流的观察与护理：保持伤口负压引流管通畅。搬动患者或翻身时，要注意保护引流管、引流球，防止外部受压、扭曲、打折，经常检查引流管、引流球有无漏气，引流管有无脱出。同时要观察引流液的性质、颜色、量并准确记录，从而判断有无出血、感染及其他并发症。

（5）病情观察：术后要观察患者的四肢感觉、运动情况及神经损伤情况。迟发性三角肌麻痹即双上肢上举困难提示 C_5 神经根损害。颈椎前路术后需观察声音有无嘶哑、饮水有无呛咳。若术后即刻出现声音嘶哑提示术中有喉返神经损伤，饮水呛咳提示有喉上神经损伤；迟发出现声音嘶哑、饮水呛咳考虑组织水肿引起。

（6）并发症的护理：①压疮。对四肢活动障碍、老年、消瘦患者尤应注意预防压疮，包括改善全身情况、定时翻身等。②肺部感染。鼓励患者行深呼吸练习，必要时使用超声雾化治疗，使痰液及时咳出。③泌尿系统感染。对带有尿管的患者嘱患者多饮水，每日做尿道口擦洗，防止泌尿系感染。

3. 康复指导

（1）肢体功能锻炼

①抓卧练习：握手掌大小的弹性球，用力握紧稍停顿后放松，重复练习。每小时 5 min，没有条件也可用水瓶、手指卷等代替。

②上肢力量练习（图 7–8）：手握重物或拉皮筋，从对侧肋骨下方的位置，由屈手指、屈腕、屈肘的姿势经面前向同侧斜向外 45° 的方向运动，过程中手、腕、肘、肩逐渐展开至伸直，然后原路返回。每组 20 次，每日 2 ～ 3 组。握重物的力量以 20 次左右可感到疲劳为宜。

③踝泵练习：踝关节最大角度的反复屈伸运动，每小时至少练习 5 min，麻醉消失后即可进行。

④项背肌力量练习（等长抗阻练习）：术后 2 周开始做项背肌锻炼。取坐位或站立位，上身直立，头略后仰，双手交叉放在枕后，用力向后仰头，同时双手用力抵住枕部，使头不能后仰，即头和双手对抗。每次用力 10 ～ 15 s，间隔 5 s，每组 10 ～ 20 次，每日 2 ～ 3 组。持之以恒，坚持长期练习。

⑤直腿抬高练习（图 7–9）：平躺在床上，膝关节尽量伸直，抬至足跟距床面 15 ～ 20 cm 处，坚持至力竭后休息，间隔 5 s，每组 10 次，每条腿各做一组，每日 2 ～ 3 组，麻醉消退后即可进行。

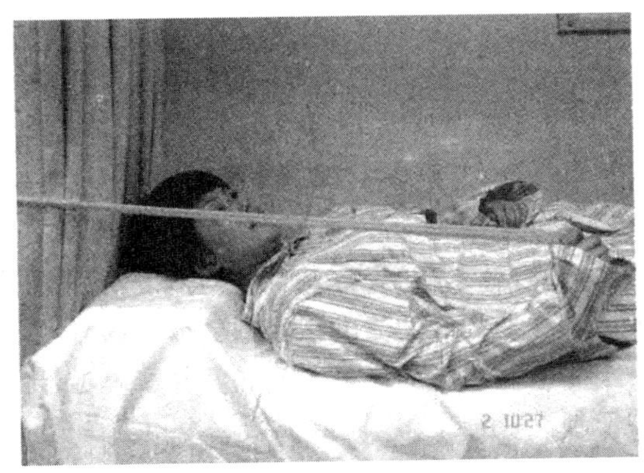

图 7-8　上肢力量练习

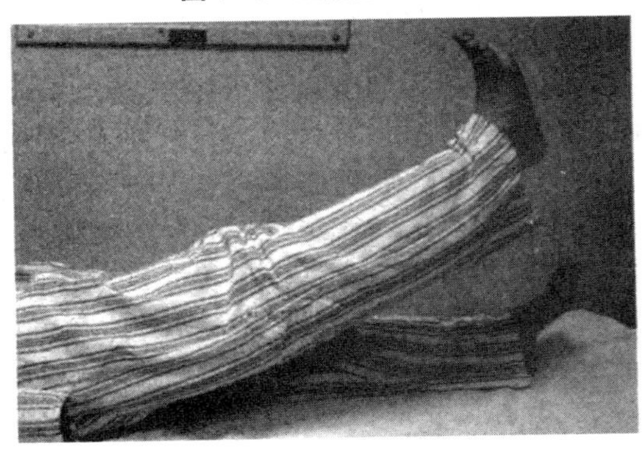

图 7-9　直腿抬高

⑥立位平衡练习（图 7-10）：保护下站立，在可控制身体平衡范围内左右交替移动重心，争取达到单腿完全负重站立。每次 5 ~ 10 min，每日 2 次。当这个姿势练习自如后，可尝试闭眼平衡练习，姿势要求不变。

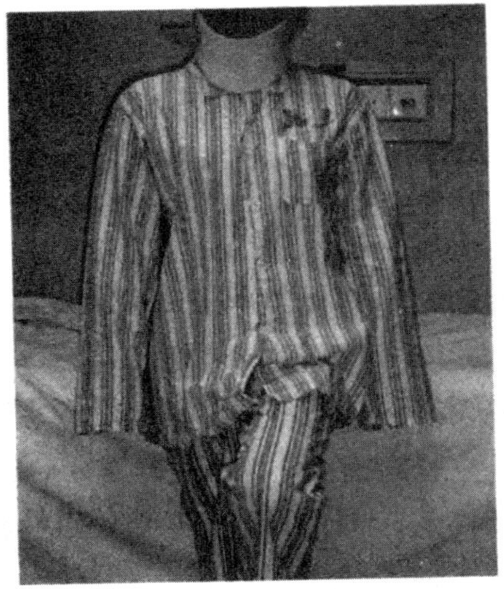

图 7-10　立位平衡练习

⑦行走：拔除负压引流后即可尝试下地行走，佩戴好围领。起立前先垂腿坐于床边，感觉无头晕现象即可下地活动，然后尝试行走，每次 10 min，每日 3 ~ 5 次。

⑧静蹲：上身紧靠墙壁，双腿分立与肩同宽，足尖指向正前方，前膝关节屈曲 60° ~ 70° ，保持小角度半蹲姿势，重心作用于双足足跟，尽量坚持每次 2 ~ 3 min，间隔 5 s，每组 10 次，每日 1 ~ 2 组。术后 1 周后开始练习。

⑨颈椎活动度练习：颈椎前后路术后患者（人工间盘置换术患者应早期活动）去除颈托后用手将头向前缓慢屈至最大角度，稍做停顿，而后缓慢抬起，向后伸至最大角度，稍做停顿，然后缓慢回到中立位，

每组 3 ~ 5 次，每日 1 ~ 2 组。然后用手将头向左缓慢屈至最大角度，稍做停顿，而后缓慢向右屈至最大角度，稍做停顿，然后缓慢回到中立位，每组 3 ~ 5 次，每日 1 ~ 2 组。

（2）出院后的活动指导

①锻炼和休息具体实施时间及实施方法根据自身实际情况，劳逸结合。

②脊髓神经功能的恢复需要较长的时间，上肢和下肢串麻、串痛等神经症状可能需要数月至 1 年的时间才能恢复。与患者及家属进行沟通，做好长期进行康复锻炼的准备，做好术后心理护理。

③术前症状的影响及术后卧床会引起躯干周围肌肉力量下降，脊柱稳定性不足，在整个康复过程中躯干周围力量练习应着重对待。

④由于术前病变影响及术后较长时间制动修养，四肢肌肉也会有相当程度的萎缩，力量及稳定性从而下降，为保证患者术后尽早进行功能锻炼，应坚持四肢力量练习，防止由于下肢力量不足所致其他损伤出现。

⑤老年患者练习时应密切关注既往慢性病史，如果练习过程中出现头晕、乏力、恶心、血压升高、心悸、冷汗等症状，则即刻终止练习，待身体状况稳定后再重新开始练习。

⑥预防颈椎病的方法：颈椎病的预防应始于青少年，一旦发生颈椎损伤及时治疗。日常生活中应避免头部过度活动及突然发力的动作，如突然猛转头等。无论针对术后患者还是健康者，此动作都会对颈椎的稳定造成较大的影响。日常生活中应注意劳逸结合，纠正不良的姿势，尽量避免连续超过 30 min 的低头或伏案工作，每低头或伏案工作 30 min 应抬起头稍做休息。睡姿和用枕要合理，使颈椎保持正常的生理曲度。睡眠及外出时要防止颈部受冷风直接侵袭。勿用颈部扛抬重物，直接压力更容易发生颈椎骨质增生。

第二节　胸椎疾病

一、病因及分类

1. 胸椎间盘突出症

此病的自然发病原因和机制尚不明确，主要致病学说有 3 种。

（1）退行性改变：胸椎间盘突出常发生在退变较大的胸腰段。

（2）创伤：创伤在胸椎间盘突出症中的作用仍存在争议，有报道 50% 的胸椎间盘突出症与创伤密切相关，创伤因素有旋转、扭曲或搬重物时受到的损伤。

（3）休门病诱发：有学者认为休门病可以加重胸椎间盘的退变而发生胸椎间盘突出症。

2. 胸椎管狭窄症

（1）慢性退行性的病变：临床统计研究表明，黄韧带骨化老年人多发，下胸段居多，同时常伴有其他的病理改变，如后纵韧带骨化、小关节肥大、椎体增生等；同时发现，部分脊柱退行性改变的病例中胸椎黄韧带骨化、后纵韧带骨化发生率较高。

（2）积累性劳损：由于下胸段活动度较大，黄韧带在附着点受到较大的反复应力而致积累性损伤，反复的损伤、修复最终导致黄韧带的骨化。

（3）代谢异常：目前研究最多的是氟与黄韧带骨化之间的关系。低磷血症也被认为与黄韧带骨化有关，但机制尚不明确。

（4）其他：炎症、家族性因素等也被认为是本病的发病机制之一。

二、临床表现

1. 胸椎间盘突出症

临床表现多样，没有确定的症候群。

（1）最常见的症状为胸背痛，局部轴向痛、力量弱、感觉丧失。80% 发病年龄在 40 ~ 70 岁，疼痛特点为可持续性、间歇性、钝性或放射性。

（2）常见的发病顺序为胸背痛→感觉障碍→无力→最后出现大小便功能障碍。如开始病变表现为单侧症状，则病程发展缓慢，有稳定期，有时还有间歇性缓解；相反，如果开始病变表现为双侧症状，则病程发展较快。感觉障碍，麻木，也可表现为感觉异常或迟钝。

（3）部分患者出现胸腰痛，其范围可在中央、单侧或双侧，决定于突出的部位，还有一些患者正常情况下无胸背痛表现，咳嗽或打喷嚏会加重其疼痛。

2. 胸椎管狭窄症

表现为脊髓受压的一系列上运动神经元受损的临床表现，隐匿起病，逐渐加重，早期仅感觉行走一段距离后，下肢无力、发僵、发沉、不灵活等症状，一般没有明显的下肢疼痛、麻木症状，休息片刻后又可继续行走。随病情进展，出现踩棉花感、下肢活动僵硬、行走困难，躯干及下肢麻木与束带感，大小便困难，尿潴留或失禁，性功能障碍等症状，严重的可出现瘫痪。有一部分患者压迫位于胸腰段，表现为下运动神经元受损的临床表现，如广泛的下肢肌肉萎缩、下肢无力、感觉丧失等。

三、相关检查

1. 脊柱 X 线平片

（1）X 线平片可显示椎间盘钙化，对椎间盘突出症的诊断多无帮助。

（2）能发现不到 50% 的胸椎黄韧带骨化（OLF）或后纵韧带骨化（OPLL）病变，若发现有强直性脊柱炎、氟骨症，则有胸椎黄韧带骨化的可能；若发现有下颈椎连续性后纵韧带骨化，则有胸椎黄韧带骨化或胸椎后纵韧带骨化的可能。

（3）X 线片提示有骨质疏松、相邻椎体边缘骨质破坏、关节间隙变窄、椎旁脓肿等。

2. 脊髓造影

脊髓造影可以帮助定位和诊断。MRI 的出现使胸椎间盘突出症的诊断和治疗发生了飞跃。脊髓造影现在已经被 MRI 代替。

3. CT 扫描

（1）CT、脊髓造影 CT 对诊断胸椎间盘突出症很有帮助。脊髓造影 CT（CTM）可准确地显示脊髓压迫的情况，但缺点在于需要多节段地进行横断扫描且为有创性检查。

（2）CT 检查可清晰显示骨性椎管及骨化韧带的结构，为手术治疗提供有效信息，多用于病变局部检查。

（3）CT 扫描具有良好的骨质分辨能力，是帮助定位的首选工具。

4. MRI 检查

（1）MRI 对软组织的分辨能力优于 CT 和脊髓造影 CT。MRI 的缺点是难于区分软、硬性间盘突出。还可能过高估计脊髓受压程度。

（2）可清楚显示整个胸椎病变及部位、压迫程度、脊髓损害情况，是确诊胸椎管狭窄症最为有效的辅助检查方法。

（3）MRI 检查能显示病椎的破坏程度以及与周围组织的关系。MRI 能确定神经受压迫的范围。

四、治疗原则

（一）非手术治疗

适用于无长束体征和严重神经损害的患者。

1. 休息

视病情而选择绝对卧床休息、一般休息或限制活动量等。前者主要用于急性期患者，或者是病情突然加剧者。

2. 胸部制动

因胸廓的作用，胸椎本身活动度甚微，但为安全起见，对于脊柱稳定性受到影响的病例可用胸背支架固定。

3. 对症处理

包括口服镇痛药、非甾体消炎药物、活血化瘀类药物，外敷镇痛消炎药膏及理疗等治疗措施。

4. 牵引、推拿复位

要特别慎重，不能在病情不明的情况下采用牵引和推拿复位等操作，否则有可能加重症状。

（二）手术治疗

1. 胸椎间盘突出症

手术指征：进行性的脊髓压迫；下肢无力或麻痹；根性痛经非手术治疗无效。

后外侧入路对于侧方的病变特别是并发椎管狭窄的处理是较为理想的方法。经胸入路对于中央型的突出是可以获得良好的效果，若上胸椎的病变经胸入路手术困难，可以通过肋横突切除入路手术。总之，手术治疗应根据疾病的具体情况采用相应的手术方法。

2. 胸椎管狭窄症

手术指征：适用于非手术治疗无效、神经压迫较重者。

（1）胸椎间盘突出的手术方法：经侧前方椎间盘切除，植骨固定术。

（2）胸椎黄韧带骨化（OLF）手术方法：胸椎管后壁切除减压术。

（3）胸椎后纵韧带骨化（OPLL）手术方法：单纯前路切除 OPLL 减压术，单纯后路切除 OPLL 减压术，后路椎板切除术，颈胸扩大椎板成形术，“涵洞塌陷法”360° 脊髓环形减压术。

五、护理及康复

（一）护理评估

1. 疾病相关的健康史评估

（1）与疾病发生相关因素评估：如糖尿病，高血压，心脏病等伴随疾病的治疗及进展的评估。

（2）与疾病进展相关因素评估：如疾病进展严重，导致肢体活动能力差时皮肤、营养、血管等评估。

2. 神经体格检查评估

神经功能评估，如果患者术前神经或肌肉检查有损害时，必须通过相关查体和了解患者术前的神经功能。如果患者有精神方面的症状，一定要及时通知医师，同时加强对患者的保护性安全措施。

3. 辅助检查评估

（1）心功能评估：包括心电图和超声心动图等检查。

（2）肺功能：若肺功能异常及时与医生沟通，术前加强肺功能训练，如吹气球、深呼吸等，并进行相关知识健康宣教。

4. 心理社会状况

评估患者的情绪、性格、配合程度、心理承受能力、经济状况和家庭状况，以便加强心理护理。

（二）术前护理要点

1. 心理护理

因手术难度大，风险高，术后极易出现并发症，所以患者及其家属容易出现紧张、恐惧。护士应当积极稳定患者及家属的情绪，耐心、细致地做好解释工作，安慰患者，并告知治疗方案和进展，及时解答家属的疑问。

2. 健康教育

术前禁服阿司匹林类抗凝药物，女性患者应询问末次月经的时间，以做好术前的配合工作。夜间采用低枕、仰卧位，卧硬板床，以减除椎间盘负重压力。简要地讲解手术的方式和部位，详细讲述术前准备及护理流程。若患者有吸烟嗜好，护士应对其进行健康宣教，劝其戒烟。同时指导患者进行深呼吸及有效咳嗽排痰练习。

3. 有效咳嗽排痰的方法及注意事项

（1）咳嗽时应缓缓吸气，上身前倾，一次吸气，收缩腹肌，连续咳三声，停止咳嗽，缩唇将余气尽量呼尽，然后准备再次咳嗽。屈前臂，两手掌置于锁骨下，上臂和前臂同时叩击前胸及侧胸壁，振动气道内分泌物，以增加咳嗽排痰效率。

（2）喘憋加重、呼吸费力、不能平卧，应采取半坐卧位并给予吸氧，正确调节吸氧流量。在喘憋症状缓解时，进行呼吸运动的训练，如缩唇腹式呼吸。训练时护士先做示范，然后让患者回示，直到患者完全掌握。

（3）鼓励患者有效咳嗽、咳痰，如痰多黏稠不能排出，可叩背及使用雾化吸入辅助排痰。叩背时手呈现背隆掌空的杯状，指前部和大小鱼际肌与患者皮肤接触，腕关节均匀用力，自下而上，由外向内，同时嘱患者深呼吸，用力咳嗽；如年老、危重患者，叩背时用力不宜过猛，要观察患者的面色、呼吸、心率等。有研究认为胸背叩击，可改善黏膜纤毛间的相互作用及气液相间的相互作用，从而改善纤毛活动，增进黏液传输，促进排痰。

（三）术后观察要点

1. 生命体征的监测

术后平卧、侧卧交替，每 2 h 翻身一次，予以心电监护及氧气吸入，密切观察体温、脉搏、呼吸、血压及血氧饱和度的变化，直至平稳。

2. 伤口及引流的护理

观察伤口有无渗血、渗液情况，保持伤口敷料的干燥，如渗血过多或敷料污染时，及时更换以防伤口感染。密切观察引流液的颜色、量、性质并做好记录。

患者术后于伤口处放置负压引流球。回病房后应妥善给予固定，防止脱出或受压。保持引流通畅，避免引流管打折扭曲。注意引流管与引流球衔接处是否打折。

3. 神经系统症状的观察

术中牵拉可造成脊髓、神经根水肿，导致双下肢麻木、疼痛、活动障碍及大小便功能障碍等一系列神经系统症状。术后观察患者双下肢感觉和运动情况，要与术前相比较，观察排尿、排便情况，大小便障碍的出现常常先于其他神经损伤的症状。

4. 疼痛观察与护理

遵医嘱给予相应镇痛药物，应用联合镇痛模式，也可以采用 PCA 泵持续镇痛。用药前、后应给予患者疼痛评分，以观察患者用药后疗效。

5. 呼吸功能的评估和护理

长时间的麻醉以及随后的肺膨胀不全、胸廓形状的改变和可能的医源性血胸或气胸都能造术后肺功能损害。术后观察患者胸廓的大小、形状和呼吸的情况。在巡视病房时，加强对其口唇、黏膜和甲床的观察，并认真询问其有无憋气、胸闷或胸痛等症状，同时注意相关的征象（如呼吸急促、心率加快、血氧饱和度降低等）。

6. 腹部情况的评估和护理

术后肠鸣音恢复后逐渐开始进食，早期应禁食奶类、豆类等产气食物，减少腹胀的发生。

7. 特殊用具的护理

（1）胸椎患者术后伤口引流管拔除后，经拍 X 线片，植骨融合或内固定牢靠，可佩戴支具下床活动，特殊情况请参照医嘱。

（2）支具应特别定制，以便符合患者身材，使用时不宜过松或过紧，以免影响呼吸。支具内穿一件棉质内衣，女性注意不要压迫乳房。坐位时，两侧腋下及会阴部要垫棉花。

（3）佩戴支具 2 ~ 3 个月。

（四）并发症的护理

1. 感染

（1）伤口感染：保持伤口敷料清洁干燥，预防感染。

（2）肺部感染：每 2 h 协助患者翻身 1 次，同时拍背并且鼓励患者正确排痰。注意患者的主诉，必要时可通知医生给予雾化吸入稀释痰液，预防肺部感染。

（3）泌尿系感染：胸椎手术一般采用全身麻醉，术前均留置尿管。术后定时开放尿管，以训练膀胱括约肌的收缩功能；保留尿管期间，嘱患者多饮水，每天不少于 2 000 mL；每日进行尿道口护理 1 次，并根据病情尽早拔除尿管，预防泌尿系感染。

2. 脑脊液漏的护理

术后注意观察引流液的颜色、性质和量，若引流液的颜色变浅，并进行性增多，则高度怀疑为脑脊液漏。若已确诊为脑脊液漏，可遵医嘱酌情减低伤口引流的负压，准确记录引流量。同时给予患者头低足高位，并俯卧位与侧卧位交替；敷料外给予沙袋加压包扎。注意患者电解质变化，如有异常，及时通知医师，遵医嘱用药。若患者主诉头痛症状加重时，可遵医嘱给予生理盐水 500 ~ 1 000mL 快速静脉滴注，以增加组织的灌流，减轻因脑脊液压力降低而引起的头痛，也可指导患者增加含钠食物的摄入。

3. 压疮

由于患者长时间卧床，护士应注意其受压部位的皮肤情况，并定时为患者轴线翻身。

4. 下肢深静脉血栓

鼓励患者尽早踝关节屈伸练习，在病情允许的情况下尽早下床活动，可以促进下肢静脉血液回流，是预防深静脉血栓发生的有效措施。

（五）康复指导

1. 功能锻炼

术后肢体功能的恢复是患者提高生活自理能力的关键。术后卧床期间保持脊柱稳定的同时活动双下肢，肢体按摩，尽早进行主动、被动功能锻炼，以增强肌肉力量，预防肌肉萎缩和下肢静脉血栓的形成，为离床活动做好准备。

（1）术后麻醉清醒即可做踝泵练习，当疼痛减轻时指导患者床上进行四肢屈伸运动，扩胸运动，肩关节、腕关节活动，双下肢直腿抬高锻炼，以增强四肢肌力及关节的灵活性。每次 20 ~ 30 下，每日 3 ~ 4 次，循序渐进，以不疲劳为标准。

（2）术后 2 周指导患者进行“五点支撑”练习，即患者取仰卧位，利用枕后、双手、双足协同用力，使臀部离开床面，此训练的目的是加强腰背肌的力量。

（3）术后根据不同手术方式遵医嘱可协助患者取半卧位，若患者无头晕、恶心等不适，可协助患者床上坐起。

2. 饮食护理

均衡饮食，增加营养，提高抵抗力。

3. 活动休息

夜间采用低枕，仰卧位，在硬板床上休息，以减除椎间盘负重压力。恢复期禁止举重物和弯腰，防止复发加重症状。康复锻炼要遵循循序渐进的原则，切记不可过猛过量。

4. 注意事项

（1）上下床时应注意侧起侧卧，床上翻身时注意轴线翻身，出门乘车须平躺，谨防颠簸、刹车等活动对脊柱造成损伤。

（2）2 ~ 3 个月内，起床活动应该佩戴支具，避免腰部扭转和过屈活动，借以稳定脊柱。

（3）在支具保护下，下地做轻微的活动。保持良好的坐姿体位，坐具高矮适宜，不宜过高或过低。站立与行走时，脊柱保持直立，向前挺胸，避免驼背及腹部前凸等姿势。

（4）让患者了解发病原因，注意预防感冒、感染等疾病，注意防止手术伤口感染。

（5）术后定期到门诊复查，发现体温增高，伤口有不适时及时就诊。

第八章　神经症及癔症护理

第一节　常见的神经症

一、恐惧症

恐怖性神经症简称恐惧症，是指患者对某种客体或特殊处境产生异乎寻常的恐惧和紧张不安的内心体验，并常伴有明显的焦虑和自主神经症状。患者明知这种恐惧反应是不合理的，但仍反复出现，难以控制，以致极力回避反应，影响其正常活动。

（一）病因与发病机制

1. 遗传因素

研究提示广场恐惧症可能与家族遗传有关，且与惊恐障碍存在一定联系，女性亲属的患病率较男性高。

2. 性格特征

研究发现恐惧症病前具有一定的人格特征，如胆小、羞怯、依赖、内向、易焦虑等易患恐惧症。

3. 心理社会因素

在发病中起重要作用。资料显示有近2/3的患者都主动追溯与其发病有关的某一件事。如童年时期意外事件惊吓等可对儿童的心理发展造成不良后果而引起恐惧症。

（二）临床表现

1. 广场恐惧症

又称旷野恐惧症。主要是对特定的场所或环境产生恐惧并回避的神经症，是恐惧症中最常见的类型，约占60%，女性多见。患者主要表现是不敢进入商场、剧场、车站或公共汽车等公共场合和人群聚集的地方，因为患者担心在这些场所出现无法忍受的极度焦虑，因而竭力回避这些环境，严重者甚至不敢出门。恐惧发作时还常伴有抑郁、强迫、人格解体等症状。

2. 特定恐惧症

以惧怕特定的情境或物体为主，以往称为单纯恐惧症。是指对存在或预期的某种特殊物体或情境而出现的不合理恐惧，并有回避行为而影响了生活或引起明显苦恼。通常患者能够认识到自己的恐惧是不合理的和过分的。常见的恐惧对象有：某些动物（如蛇、狗、猫、鼠等）、昆虫、雷电、黑暗、登高、外伤或出血、锐器以及特定疾病等。以女性多见，常起始于童年，如果不加以治疗，可持续数十年。

3. 社交恐惧症

主要表现为对一种或多种人际处境持久的强烈恐惧和回避行为。害怕处于众目睽睽的场所，害怕当众讲话或表演。在进行社交活动时会表现害羞、笨拙，局促不安，手足无措。对需要与人交往的处境感到恐怖而力求避免。

二、焦虑症

焦虑性神经症简称焦虑症，是一组以广泛和持久性焦虑或反复发作的惊恐不安为主要临床特征的神经症性障碍。常伴有自主神经功能紊乱和运动性不安。患者的焦虑紧张并非由实际的威胁所致，其紧张焦虑的程度与现实情况不相称。临床分为惊恐发作和广泛性焦虑。

1. 遗传因素

本病的遗传度约为 30%。其中惊恐发作的遗传效应较广泛性焦虑更为明显，惊恐发作者一级亲属中约有 15% 患有此类神经症，为一般居民的 10 倍。而广泛性焦虑一级亲属中发病概率并不增高。

2. 生化因素

苯二氮革类常用于治疗焦虑症取得良好的效果，提示脑内苯二氮革受体系统异常可能为焦虑的生物基础。

3. 心理社会因素

心理社会因素是本病发生的诱发因素，而非特异性。弗洛伊德认为焦虑是一种生理的紧张状态。认知理论则认为焦虑是对面临危险的一种反应，信息加工的持久歪曲导致对危险的误解和焦虑体验。

（二）临床表现

焦虑症主要临床表现为焦虑的情感体验、自主神经功能紊乱和运动性不安。临床常见以下两种形式：

1. 惊恐障碍

又称急性焦虑障碍。其特点是反复突然性的发作，反应程度强烈，患者体会到濒临灾难性结局恐惧或失控感，焦虑、紧张十分明显。典型表现是患者突然惊恐万状，好像死亡将至，或即将失去理智、奔走、惊叫、四处呼救。同时伴严重自主神经功能紊乱的表现，如胸闷、胸痛、心跳加快、呼吸困难或窒息感、多汗面部潮红或苍白等。每次发作持续时间较短，一般为 10 ~ 20 分钟，很少超过 1h 即可自行缓解，但可反复发作。

2. 广泛性焦虑障碍

广泛性焦虑障碍的基本特征为经常或持续存在的无明确对象或固定内容的恐惧、烦恼、紧张不安。起病缓慢，病程可迁延数年，期间焦虑情绪可有波动。具体表现有：①精神性焦虑：精神上的过度担心是焦虑核心症状。②躯体性焦虑：主要表现为运动不安与肌肉紧张。③自主神经功能紊乱：主要表现为口干、出汗、心悸、胸闷气急、尿频、尿急、腹泻或便秘等症状。

三、强迫症

强迫症是以强迫观念和强迫行为为主要临床表现的一种神经症。其特点是患者体验到冲动或观念系来自自我，意识到强迫症状是异常、不必要、不合理的，但又无法摆脱，自我强迫与反强迫同时存在，二者的尖锐冲突使患者焦虑和痛苦。

（一）病因与发病机制

目前病因和发病机制未明，遗传因素、强迫性性格特征及心理社会因素均在强迫症发病中起作用。

1. 遗传因素

患者近亲中的同病患率高于一般居民。如患者父母中本症的患病率为 5% ~ 7%。双生子调查结果也支持强迫症与遗传有关。

2. 性格特征

1/3 强迫症患者病前具有一定程度的强迫人格，其同胞、父母和子女也多有强迫性人格特点。其特征为拘谨、犹豫、节俭、谨慎细心、过分注意细节、好思索、要求十全十美，但又过于刻板和缺乏灵活性等。

3. 心理社会因素

强迫症的发生与心理社会因素有一定的关系。凡能造成长期身心疲劳、思想紧张、焦虑不安的社会心理因素或遭受沉重精神打击的意外事故均是强迫症的诱发因素。

（二）临床表现

强迫症的临床表现多样。临床基本症状为强迫观念和强迫行为，多数患者有多种强迫观念和强迫动作。以强迫观念最多见，强迫行为是对强迫观念的典型反应。

1. 强迫观念

（1）强迫怀疑

患者对自己言行的可靠性反复产生怀疑，明知毫无必要，但又不能摆脱。

（2）强迫性穷思竭虑

患者对日常生活中的一些事情或自然现象，寻根究底，反复思索，明知缺乏现实意义，没有必要，但又不能自我控制。

（3）强迫联想

患者脑子里出现一个观念或看到一句话，便不由自主地联想起另一个观念或语句。

（4）强迫表象

在头脑里反复出现生动的视觉体验（表象），常具有令人厌恶的性质，无法摆脱。

（5）强迫回忆

患者经历过的事件，不由自主地在意识中反复呈现，无法摆脱，感到苦恼。

（6）强迫意向

患者反复体验到想要做某种违背自己意愿的动作或行为的强烈内心冲动。

2. 强迫行为

（1）强迫性仪式动作

通常是为了对抗某些强迫观念而产生的。如患者出门时，必先向前走两步，再后退一步，然后再出门，否则患者便感到紧张不安。明知不合理，但又不得不做。

（2）强迫检查

多为减轻强迫怀疑引起的焦虑而采取的措施。常表现为反复检查门窗、煤气是否关好，电插头是否拔掉等。

（3）强迫洗涤

反复洗手、洗衣物、消毒家具等。

（4）强迫计数

病人遇到某些能计数的物体时，出现无法克制的计数行为。

（5）强迫询问

反复询问他人，以获得解释与保证。

3. 回避行为

回避可能是强迫障碍最突出的症状，患者回避触发强迫观念和强迫行为的各种情境，在疾病严重时回避可能成为最受关注的症状，而在治疗过程中，随着回避行为的减少，强迫行为可能增加。

四、躯体形式障碍

躯体形式障碍是一类以持久地担心或相信各种躯体症状的优势观念为特征的神经症。主要特征是患者反复陈述躯体症状，不断要求给予医学检查，无视反复检查的阴性结果，医生的无躯体疾病的说明和解释均不能打消患者感受到的痛苦和焦虑。患者症状的发生与不愉快的生活事件或心理冲突密切相关，但患者常常否认心理因素的存在。主要症状包括躯体化障碍、未分化的躯体形式障碍、疑病障碍、躯体形式的自主功能紊乱、躯体形式的疼痛障碍等。

（一）躯体化障碍

躯体化障碍是以躯体症状为特征的神经症。临床表现为多种多样、反复出现、时常变化、查无实据的躯体症状，可涉及身体的任何系统和器官。常见的症状是：①胃肠道症状：胃肠道疼痛、呃逆、反酸、呕吐、恶心等；②皮肤症状或疼痛症状：异常的皮肤感觉，如痒、烧灼感、刺痛、麻木感、酸痛等；③其他方面：性及月经方面异常的主诉也常见。通常存在明显的抑郁和焦虑，多伴有社会、人际或家庭行为方面的严重障碍。起病常在成年早期，女性多见于男性。病程至少两年，未发现任何恰当的躯体疾病来解释上述症状，不断拒绝医生关于其症状没有躯体解释的保证与忠告，不遵医嘱，注意集中于症状本身及其影响，过度使用消除症状药物，部分患者可出现药物依赖或滥用。

（二）躯体形式自主神经紊乱

躯体形式自主神经紊乱是指一种自主神经支配的器官系统发生躯体形式障碍所致的神经症样综合征。患者在自主神经兴奋症状的基础上，发生了非特异的，但更具有个体特征和主观性的症状，如部位不定的疼痛、烧灼感、紧束感，患者坚持将症状归咎于某一特定的器官或系统，但经检查均不能证明这些症状确系相关的器官或系统发生障碍所致。常见的心脏神经症、胃神经症、心因性腹泻、过度换气症、心因性尿频等诊断也属于此类疾病。

（三）躯体形式疼痛障碍

躯体形式疼痛障碍是一种不能用生理过程或躯体障碍来合理解释的持续、严重的疼痛，发病多为 30 ~ 50 岁女性。患者声称疼痛剧烈，但又缺少器质性疼痛时所伴有的生理反应。情绪冲突或心理社会因素与疼痛的发生有关；经检查不能发现相应主诉的躯体病变；病程迁延并持续 6 个月以上。常见疼痛部位是头痛、非典型面部痛、腰背痛和慢性盆腔痛。

（四）疑病症

疑病症又称疑病障碍，主要临床表现是担心或相信自己患有某种严重的躯体疾病，正常的感觉被患者视为异常，患者对自身的健康状况或身体的某一部分过分关注，可涉及全身。患者对患病的坚信程度以及对症状的关注度，在每次就诊的时候常有所不同。疼痛是患者最常见的症状，有一半以上的患者主诉疼痛，常见部位为头部、胸部和腰部或感觉全身疼痛。其次是躯体症状，如感到恶心、吞咽困难、反酸、胀气、心悸；通常伴有明显的抑郁和焦虑；患者总是拒绝接受医生关于其症状并无躯体疾病的忠告和保证，并频繁更换医生求证；害怕药物治疗。对身体畸形（虽然根据不足甚至毫无根据）的疑虑或先占观念也属于本症。

五、神经衰弱

神经衰弱是指由于长期处于紧张和压力下，出现精神易兴奋和脑力易疲乏为特征的神经症。常伴有情绪烦恼、易激惹、睡眠障碍、肌肉紧张性疼痛等生理功能紊乱。这些症状不能归因于脑、躯体和其他精神疾病。症状时轻时重，其波动与心理社会因素有关，病程多迁延。由于神经衰弱的症状缺乏特异性，而有特异性的抑郁障碍、焦虑障碍等均从中分出，未来的倾向是废弃神经衰弱这一名称。

该病多数病例发病于 16 ~ 40 岁，女性高于男性。青壮年发病较多，脑力工作者常见。起病缓慢，病程迁延，症状波动。适当治疗可恢复正常，预后良好。

（一）病因与发病机制

1. 精神因素

精神因素是诱发神经衰弱的重要原因，凡能引起脑力活动过度紧张如工作、学习负担过重，睡眠不足、长期对工作情绪不满、体力超负荷、亲人死亡、家庭不和睦、事业失败、人际关系紧张、生活节律颠倒及长期心理矛盾得不到解决时均可能诱发本病。

2. 性格特征

敏感、多疑、胆怯、主观、自制力差。性格特征明显者可因一般性精神刺激而发病，性格特征不明显者有较强或持久的精神刺激之后才会发病。

（二）临床表现

1. 精神易兴奋、脑力和体力易疲劳

患者的精神活动极易产生波动，周围一些轻微的或无关的刺激（如光或声音）也能导致患者强烈的或持久的反应，因而患者的注意力容易分散，不由自主地回忆和联想增多，以至于精力难以集中，感觉反应迟钝，记忆力减退，同时也感到疲乏、无力、困倦等躯体疲劳症状。

2. 情绪症状

易烦恼、易紧张、易激惹等，常常与现实生活中的各种矛盾有关，感到四面楚歌，困难重重，难以应对，可有焦虑或抑郁情绪。

3. 生理症状

肌肉紧张性疼痛（如紧张性头疼、肢体肌肉酸痛）或头晕耳鸣、心悸、胸闷、消化不良、尿频、多汗、阳痿或月经紊乱；睡眠障碍，如入睡困难、多梦、睡眠感丧失或醒后感觉疲乏等。

第二节　癔症

癔症又称歇斯底里、分离（转换）性障碍，是由于明显的心理因素，如生活事件，内心冲突或强烈的情绪体验，暗示或自我暗示作用于易感个体引起的一组病症。患病率报道不一，多发于15～59岁人群，有明显的性别差异，女性发病远高于男性。

一、病因

癔症的发生与遗传因素、个性特征有关，可概括为：在某种性格基础上，因精神受到刺激而发病，亦可在躯体疾病基础上发病。

（一）遗传因素

国外资料表明癔症患者的近亲中本症发生率为1.7%～7.3%，较一般居民高。女性一级亲属中发生率为20。我国福建地区报道患者具有阳性家族史者占24%。提示遗传因素对部分患者来说比精神因素更为重要。

（二）性格特征

1. 高度情感性

平时情绪偏向幼稚、易波动、任性、急躁易怒、敏感多疑，常因微小琐事而发脾气或哭泣。情感反应过分强烈，易从一个极端转向另一个极端，往往带有夸张和戏剧性色彩，对人对事也易感情用事。

2. 高度暗示性

指患者很轻易地接受周围人的言语、行动、态度等影响，并产生相应的联想和反应时称暗示；当自身的某些感觉不适产生某种相应的联想和反应时称自我暗示。暗示性取决于病人的情感倾向，如对某件事或某个人具有情感倾向性，则易受暗示。

3. 高度自我显示性

具有自我中心倾向，往往过分夸耀和显示自己，喜欢成为大家注意的中心。病后主要表现为夸大症状，祈求同情。

4. 丰富幻想性

富于幻想，其幻想内容生动，在强烈情感影响下易把实现与幻想相互混淆，给人以说谎的印象。

上述四点突出而典型者称癔症性病态人格。性格特征于病后显得更加突出。

（三）精神因素

一般多由急性精神创伤性刺激引起，亦可由持久的难以解决的人际矛盾或内心痛苦引起。尤其是气愤与悲哀不能发泄时，常导致疾病的突然发生。一般说来，精神症状常常由明显而强烈的情感因素引起，躯体症状多由暗示或自我暗示引起，首次发病的精神因素常决定以后发病形式、症状特点、病程和转归。再发时精神刺激强度虽不大，甚至客观上无明显原因，因触景生情，由联想激起与初次发病时同样强烈的情感体验和反应，而出现模式相似的症状表现。

（四）躯体因素

在某些躯体疾病或躯体状况不佳时，由于能引起大脑皮层功能减弱而成为癔症的发病条件。如颅脑外伤、急性发热性疾病、妊娠期或月经期等。发病机理不详。心理动力学派、巴甫洛夫学派等都从心理学、生物学和生理学的不同观点上加以解释。

二、临床表现

起病较急，临床表现多样化。以躯体方面症状为主要临床表现者称转换型癔症；以精神方面症状为主要表现者称分离型癔症。

（一）躯体症状

可呈现出类似各种神经系统或内脏器官疾病的临床表现，但缺乏器质性疾病的阳性体征，症状表现为器官的功能过度兴奋或脱失的结果。常见的躯体症状有：

1. 感觉障碍

（1）感觉脱失

各种浅感觉减退和消失，有多种表现形式，如全身型，半侧型，截瘫型，手套或袜套型等，以半侧型多见，麻木区与正常侧界限明确，或沿中线或不规则分布，均不能以神经系统器质性病变规律来解释。

（2）感觉过敏

如皮肤痛觉过敏、身体某局部剧烈且持续性疼痛，若发生在腹部则易误为急腹症，甚至行以不必要的手术。

（3）特殊感官功能障碍

如暴发性耳聋、视野缩小（管型视野，又称管窥）、弱视或失明、嗅觉和味觉障碍等。

2. 运动障碍

（1）痉挛发作

发作时徐缓倒地，痉挛发作无规律性，或为四肢挺直，不能被动屈曲，或呈角弓反张状，或作挣扎乱动，双手抓胸，揪头发、扯衣服、翻滚、喊叫等富有情感色彩的表现。发作中面色潮红、双目紧闭、眼球游动、瞳孔正常，对光反应存在。一般无咬破舌头、外伤及尿失禁，同时也查不到病理反射。发作时间持续数十分钟。一般意识不完全丧失，发作后能部分回忆。

（2）震颤

范围可及头、舌、肢体、腹壁等，为阵发性粗大不规则抖动，分散注意时减轻。

（3）行立不能

卧位时双下肢活动正常，肌力良好，但不能站立，寸步难行。

（4）瘫痪

可为截瘫、偏瘫、一（或二、三、四）个肢体瘫痪。其肌张力正常、减低或增强，被动运动时常有抵抗，无肌萎缩，腱反射存在，无病理反射和膀胱、直肠括约肌功能障碍。

（5）失音和不言症

失音者说话时声低如耳语。不言者坚持缄默不语，但笔谈能力完好。若合并有耳聋时称癔症性聋哑症。

3. 反射障碍

腱反射正常、活跃或减弱，偶有咽反射消失。

4. 内脏功能障碍

（1）呕吐多为顽固性呕吐，食后即吐，吐前无恶心，吐后仍可进食，虽长期呕吐，并不引起营养不良。消化道检查无相应的阳性发现。

（2）呃逆

呃逆发作顽固、频繁、声音响亮，在别人注意时尤为明显，无人时则减轻。

（3）过度换气

呈喘息样呼吸，虽然发作频繁而强烈，但无缺氧征象。

（4）其他

癔症球、多饮多尿、鼓肠等。

（二）精神症状

1. 朦胧状态

突然出现意识范围缩小，与外界能作部分接触和对答，说话内容简单，常反映与病因有关的内心体验。有时出现双重人格或鬼神附体，可有明显生动的幻视、幻觉，情感丰富而逼真。持续半小时至 1 ~ 2 h，叹口气后突然清醒，对发作中经历仅能部分回忆或完全为能回忆。

2. 木僵状态

突然起病，对外界刺激无反应，双上肢屈肘握拳，双下肢伸直，被动运动时有抵抗，腱反射正常，无病理反射。双目紧闭，被动翻开眼球时上转或游动，瞳孔正常，对光反应存在。可伴有阵发性屏气，心律与血压正常。可持续数小时。

3. 情感暴发

在精神因素作用下急性发病，表现为哭笑、喊叫、吵闹、愤怒、言语增多等，常以唱小调方式表达内心体验。情感反应迅速，破涕为笑并伴有戏剧性表情动作。发作持续时间常受周围人言语和态度的影响。发作时有轻度意识模糊，发作后能部分回忆。

4. 分离性遗忘

主要表现为突然出现的不能回忆自己重要的事情（如姓名、职业等），遗忘可以是部分性和选择性，一般都是围绕创伤性事件。遗忘不是由器质性原因所致，范围之广也不能用一般的健忘或疲劳加以解释。

5. 分离性漫游

患者突然离家或从工作场所出走，往往是离开一个不能耐受的环境，到外地旅行，旅行地点可能是以往熟悉或有情感意义的地方。此时患者意识范围缩小，但日常的基本生活能力和简单的社交接触（如购票、乘车、问路等）仍保持，历时数十分钟到数日，清醒后对其过程不能完全回忆。

6. 假性痴呆

患者产生类似痴呆的表现，但大脑无任何器质性损害。表现为对简单问题给予近似而错误的回答，给人以故意或开玩笑的感觉，但对某些复杂问题却往往能正确应付；或以行为幼稚、模仿幼儿的言行为特征。

7. 癔症性精神病

在剧烈精神创伤后发病，表现为言语、行为紊乱，如哭笑无常，可有错觉、幻觉及妄想等精神病性症状，内容与精神创伤有关，病程短暂，一般不超过 3 周，可自行缓解，无后遗症，可反复发作。

三、诊断

癔症的诊断必须具有排除性与支持性两种依据，不能仅根据病前有精神因素与暗示治疗有效而做出诊断，客观地估计精神因素和暗示性在每例患者的发病、治疗与转归上实际意义是十分重要的。诊断要点如下：

（1）明显的精神因素及由此引起的强烈情感体验。

（2）症状的产生和消失与暗示，自我暗示密切联系。

（3）急性起病，症状多样。检查未发现与躯体症状相应的阳性体征和器质性病变的证据。精神症状常有表演和夸张的特点，带有鲜明的情感色彩。

（4）病前性格特点，既往类似发作史，阳性家族史及年龄与性别均可作参考。

（5）排除脑及躯体器质性疾病，反应性精神病，情感性障碍和精神分裂症。

四、治疗原则

1. 精神治疗

由于患者求治心切，所以一般的支持性心理治疗常不奏效，通常以暗示或疏泄治疗为主。当症状缓解后，应及时向患者说明疾病的本质，消除顾虑，增加治疗信心，并应指出其性格缺陷与发病的关系，帮助患者找出防治方法等。

2. 药物治疗

癔症性情感暴发可一次予以足够剂量的镇静剂；痉挛发作常结合言语性暗示，静脉注射 10% 葡萄糖酸钙；精神症状明显时选用相应的抗精神病药物治疗。

3. 其他治疗

针刺与电刺激治疗适用于癔症性瘫痪或感觉障碍等躯体症状；症状缓解后，除心理支持治疗外，对残存症状应予以对症处理。

第三节　神经症及癔症患者的护理

一、恐惧症患者的护理

（一）护理评估

1. 主观资料

评估病人恐怖情绪的严重程度、好发及持续时间和范围，回避行为的表现，病人对问题行为的个人感受。

2. 客观资料

评估病人的容貌、仪表、行为是否与病人的年龄、文化背景及职业相符。是否有相应的生理改变，如心悸、血压上升、呼吸急促、皮肤潮红或苍白、出汗、肌肉紧张、易疲劳、恶心和厌食等。

3. 相关因素

评估导致病人恐惧症的原因，恐怖情绪形成的条件反射。

（二）护理诊断

1. 恐惧

与预期恐怖、自主神经症状有关。

2. 社交障碍

与恐怖情绪及回避行为有关。

（三）预期目标

（1）病人能降低回避行为发生的频率。

（2）恐怖情绪反应和自主神经症状得到有效的控制，心理上的舒适感增加。

（四）护理措施

（1）指导病人继续从事正常的工作、学习和生活，并建议病人从事一些感兴趣的活动，以转移病人注意力，降低恐怖情绪发生的强度、频率和预期恐怖的发生。

（2）对辅以药物治疗的患者，应同时对其说明自主神经症状是功能性的而非器质性的，药物可减轻因自主神经症状给病人带来的不适的心理感受。

（3）患者描述的症状及行为，应采取接纳的态度，对病人不舒适的心理感受给予充分的理解，不可指责病人，不能简单地用说教来达到矫正病人不恰当恐怖情绪反应的目的。

（五）健康教育

1. 患者

向患者讲解恐惧症不是器质性的，是由于童年时期潜意识中的心理矛盾冲突造成的，或是由于某些无关的事物或情境与令人恐怖的刺激多次重叠出现，形成条件反射的结果，经过恰当的治疗是可以治愈的。

2. 家属

向家属讲解相关知识，让其认识疾病的性质、形成原因，建立正确的就医观念。帮助病人合理地安排工作、学习和生活，培养生活的兴趣和乐趣。对病人所出现的恐怖情绪及症状不过分关注，减少对病人的消极暗示。

二、焦虑症患者的护理

（一）护理评估

1. 主观资料

评估病人焦虑情绪的好发时间、强度，是否有生理性焦虑症状及病人对焦虑的预期恐怖。

2. 客观资料

评估是否有相应的生理改变。评估病人的面部表情，行为表现，谈话方式，情绪表现。

3. 相关因素

评估亲属中有无焦虑性神经症病人，发病前有无生活事件影响及好发的环境。

（二）护理诊断

1. 焦虑

与疑病观念、担心再次发作有关。

2. 恐惧

与惊恐发作有关。

（三）预期目标

病人最大限度地减少惊恐障碍的发作次数，减少对焦虑症状预期恐怖，心理和生理上的舒适感增加。

（四）护理措施

1. 指导病人

做感兴趣的活动以转移其注意力，降低病人对症状过分的自我关注和预期恐怖，兴趣活动本身也会增加病人舒适的感受。

2. 鼓励病人

倾诉焦虑情绪的内心感受和体验，护士应对此表示接纳、认可和理解，这样可使病人做到有效的情感释放。

3. 遵医嘱给予抗焦虑药

指导病人按时按量服药。同时注意观察药物副反应，并做好相应解释工作。

4. 教导患者

学会使用放松技术，督导其进行放松调试。

5. 做好失眠患者的观察护理

尽量满足其合理需求，必要时遵医嘱使用药物帮助其渡过难关。

（五）健康教育

向病人及家属进行焦虑症的知识宣传，让其知道焦虑症状是功能性的而非器质性的，焦虑症状的发生是由于病人过分的自我关注和预期恐怖造成的，指导病人及家属正确对待焦虑症状，采取顺其自然的态度。同时指导病人在接受治疗期间从事正常工作学习和生活的重要性，培养生活乐趣和兴趣，建立恰当的生活方式，树立正确的就医观念。

三、强迫症患者的护理

（一）护理评估

1. 主观资料

（1）评估患者病前性格：处事特点是否有仔细、谨慎、优柔寡断、凡事要求完美。

（2）评估患者病前有无重大生活事件。

（3）评估患者家庭环境及教育方式。

（4）评估患者社会支持系统：家属对患者强迫症状的看法，对患者的影响程度。

（5）评估患者对强迫症状的情绪和态度：有无焦虑、自卑、冲动，要求治疗的程度。

2. 客观资料

（1）评估患者强迫症状出现的诱发因素、症状的内容、持续时间、对躯体有无伤害。

（2）评估患者生命体征、皮肤情况（有无外伤）、睡眠情况。

（3）评估患者进食及排泄情况、生活白理能力、洗涤时间有无改变等。

（二）护理诊断

焦虑与强迫观念和强迫动作有关。

（三）预期目标

病人能最大限度地降低强迫观念和强迫动作发生的频率，减轻因强迫观念或动作而产生的矛盾和痛苦的内心体验，增加心理上的舒适感。

（四）护理措施

（1）做好患者的支持性的心理护理和心理咨询工作。

（2）做好领悟性治疗、放松治疗及护理。

（3）适当控制强迫动作，给予行为治疗和护理，树立正确或适宜的态度和行为。

（4）严密观察病情变化及药物不良反应。

四、躯体形式障碍患者的护理

参见焦虑症患者的护理。

五、神经衰弱患者的护理

参见焦虑症患者的护理。

六、癔症患者的护理

（一）护理评估

1. 症状的评估

评估患者发作时的症状特点、类型、频度、严重程度等。

2. 人格特点的评估

评估患者的性格特点。了解其人际关系的情况、处事作风、情绪反应类型、对刺激的应对方式及适应能力、易受暗示的程度、情感反应的特点等。

3. 心理社会因素的评估

对患者在发病前的不良刺激和刺激程度与疾病发生的相互关系做认真的评估。分析刺激是来自生活事件，还是来自病人自身的内心冲突，或是源于人格方面的易感素质等。

（二）护理诊断

（1）有暴力行为的危险（对自己和他人）

与发作时意识活动范围狭窄有关。

（2）有受伤的危险

与漫游时意识障碍、震颤、抽动和阵挛有关。

（3）营养失调（低于机体需要量）

与癔症性瘫痪有关。

（4）记忆受损

与分离性遗忘有关。

（三）护理目标

（1）患者在医院时保证其安全，不发生自伤和伤人行为。

（2）通过支持疗法，能获取正常生理需要量，摄入足够的水分及热量。

（3）在治疗措施影响下，能与医护人员和家属进行适度有效的沟通。

（4）在心理治疗影响下，保持正常的记忆能力。

（四）护理措施

1. 安全护理

如患者突然情感爆发，护士保持镇定的情绪，维护好病人及周围环境的安静是首要的工作。与患者接触时避免用过激的言辞刺激或过分地关注，语言既要有威慑力让患者听从，明白自己行为的错误之处，又不对其心理构成恶性刺激。对极度兴奋、躁动、强烈的情绪反应的患者要严密监护，遵医嘱给予镇静药，不在患者居住的房间内放置危险物品，消除安全隐患。住院患者要限定其活动范围，严格控制探视，尤其是要限制可能会对患者构成不良刺激的有关人员的探视，以利于病情的尽快康复。

2. 症状护理

（1）癔症性瘫痪

每日做皮肤受压部位的按摩护理，防止褥疮的发生。为患者提供高纤维素类的食物，每日做腹部按摩，给患者多饮水，防止便秘，若已发生便秘，要及时交班，注意观察，遵医嘱使用缓泻剂或灌肠，以防肠梗阻。每晚为病人冲洗会阴，防止尿路感染。帮助患者定期训练肢体的功能活动，鼓励下床走动，防止肌肉萎缩。

（2）癔症性漫游

无论在院外或是对住院的患者，最好能做到有专人看护。不让患者独居一室，晚上房门要上锁。为患者佩戴可以表明身份的证件，以防走失后意外发生。

3. 心理护理

心理护理是主要的护理措施之一。其中，尤为重要的是要掌握和使用各种暗示方法和技巧协助医生，帮助病人。采用支持心理治疗方法，调动病人的积极性，激发其对生活的热情，坚定病人战胜疾病的信心。

4. 治疗护理

掌握运用药物、催眠、结合良性语言暗示的方法和技巧协助医生。

（五）健康教育

给病人及家属讲解疾病基本知识，了解本病症的性质、发生发展规律及预后，减轻病人和家属的恐惧、焦虑情绪，告诉病人只要配合治疗是完全可以治愈的，以坚定病人战胜疾病的信心，赢得病人的合作。帮助病人充分认识自己，挖掘出自身性格上的弱点及与疾病的关系。教会病人及家属一些科学的、适用的方法完善性格，处理紧张的人际关系，调整不良的情绪，增强心理承受能力。帮助病人获得较完善的人格，增强精神免疫力，赢得良好的周围支持系统的帮助。

第九章　妇科肿瘤护理

第一节　子宫肌瘤

一、概述

子宫肌瘤是女性生殖系统最常见的良性肿瘤，多见于30～50岁之间的妇女。

二、病因

子宫肌瘤确切的发病因素尚不清楚，一般认为主要与雌激素刺激有关。

三、病理

1. 巨检

典型的肌瘤为实质性的球形结节，表面光滑，与周围肌组织有明显界限。肌瘤无包膜，但由于其周围的子宫肌层受压形成假包膜。

2. 镜检

肌瘤由平滑肌与纤维组织交叉排列组成，成漩涡状。细胞呈梭形，大小均匀，核染色较深。

3. 继发变性

①玻璃样变：最多见。②囊性变：继发于玻璃样变后，组织液化，形成多个囊腔，也可融合成一个大囊腔。③红色变性：多发于妊娠或产褥期，肌瘤体积迅速增大，发生血管破裂。④恶性变性：称为肉瘤变，占子宫肌瘤的0.4%～0.8%。恶变后肌瘤组织脆而软，与周围界限不清，切面漩涡状结构消失，呈灰黄色，似生鱼肉，多见于年龄较大、生长较快与较大的肌瘤。对子宫迅速增大或伴不规则流血者，考虑有恶变可能。

四、分类

根据肌瘤生长的部位可分为子宫体肌瘤和子宫颈肌瘤，子宫体部的肌瘤可向不同的方向生长，按其发展过程中与子宫肌壁的关系分为三类：

1. 肌壁间肌瘤

最常见，约占70%。肌瘤位于子宫肌壁内，周围均为肌层包围。

2. 浆膜下肌瘤

约占20%。肌瘤向子宫体表面生长突起，上面覆盖子宫浆膜层。

3. 黏膜下肌瘤

约占10%。肌瘤向宫腔方向生长，突出于子宫腔，表面覆盖子宫黏膜。

子宫肌瘤大多数为多个，各种类型的肌瘤发生于同一子宫，称为多发性子宫肌瘤。也可为单个肌瘤生长。

五、临床表现

1. 症状

典型症状为月经过多和继发贫血，但多数患者无症状，仅于盆腔检查时发现。症状与肌瘤的生长部位、生长速度及有无变性有关。

（1）阴道出血：为肌瘤患者的最常见症状。浆膜下肌瘤常无出血，黏膜下肌瘤及肌壁间肌瘤表现为月经量过多，经期延长。

（2）腹部包块：浆膜下肌瘤最常见的症状。

（3）白带增多：肌瘤使子腔面积增大，内膜腺体分泌旺盛，故白带增多，多见于黏膜下肌瘤。

（4）腹痛、腰酸：一般情况下不引起疼痛，较大肌瘤引起盆腔瘀血出现下腹部坠胀及腰骶部酸痛，经期由于盆腔充血症状更加明显。浆膜下肌瘤发生蒂扭转时，可出现急性腹痛。肌瘤红色变性时可出现剧烈疼痛伴恶心、呕吐、发热、白细胞升高。

（5）压迫症状：压迫膀胱可发生尿频、尿急，压迫尿道可发生排尿困难或尿潴留，压迫直肠可发生便秘等。

（6）不孕：肌瘤改变宫腔形态妨碍孕卵着床，肌瘤患者也常伴有卵巢功能障碍以致不孕。

（7）全身症状：出血多者有头晕、全身乏力、心悸、面色苍白等继发性贫血表现。

2. 体征

（1）腹部检查：肌瘤较大者腹部检查可扪及肿物，质硬，表面不规则，与周围组织界限清。

（2）盆腔检查：由于肌瘤生长的部位不同，检查结果各异。肌壁间肌瘤子宫呈均匀性增大，肌瘤较大时，可在子宫表面摸到突起结节或球形肿块，质硬。

六、辅助检查

根据症状及体征，诊断多无困难。对不能确诊者通过探测宫腔、子宫碘油造影、B型超声波检查、宫腔镜及腹腔镜检查等协助诊断。

七、治疗要点

应依据患者年龄、生育要求、肌瘤大小和部位、有无并发症及子宫出血程度等情况综合考虑。

1. 随访观察

肌瘤较小、无症状或围绝经期妇女，一般不需治疗，可每3～6个月随访检查1次。

2. 药物治疗

肌瘤不超过8周妊娠子宫大小，症状轻，近绝经年龄或全身情况不能胜任手术者，可给药物保守治疗。

3. 手术治疗

（1）手术适应证：①月经量过多造成贫血保守治疗无效者。②子宫大于10周妊娠大小。③黏膜下肌瘤。④肿瘤压迫膀胱或直肠出现压迫症状者。⑤短期内肿瘤生长迅速或疑有恶变者。⑥肌瘤影响生育功能，患者有生育要求者。

（2）手术方式：①经阴道肌瘤摘除术：突出于阴道内的黏膜下肌瘤可经阴道摘除，对位于宫腔内的黏膜下肌瘤，部分病例可在宫腔镜下行电切术。②经腹肌瘤摘除术：适用于年轻希望生育且输卵管通畅、浆膜下、肌壁间单个或数量较少的肌瘤患者。③子宫切除术：对肌瘤较大，症状明显，经药物治疗无效，不需保留生育功能或怀疑恶变者行经腹子宫全切术。

八、护理措施

阴道出血较多的患者严密观察生命体征。肿瘤压迫出现排尿不畅的患者，遵医嘱给予导尿。保持外阴清洁，防止感染。妊娠合并子宫肌瘤者，如分娩时胎先露下降受阻，可行剖宫产术。给予高热量、高蛋白、高维生素、含铁丰富的食物。

九、健康教育

（1）给患者及家属提供疾病相关知识，增强治疗信心。

（2）密切观察病情，对症护理。

（3）做好术后护理和出院指导。

（4）提供随访观察，强调定期复查。

第二节　宫颈癌

一、概述

子宫颈癌是最常见的女性生殖道恶性肿瘤。其发病有明显的地区差异。由于子宫颈癌癌前病变阶段长，通过宫颈细胞学检查可使宫颈癌早期发现并早期治疗，使宫颈癌的发病率及死亡率逐年下降。宫颈癌的患病年龄分布呈双峰状，即 35 ~ 39 岁和 60 ~ 64 岁。

二、病因

宫颈癌的病因至今尚不清楚，其发生与以下因素有关：

（1）经济状况低下、种族、地理环境等因素。

（2）早婚、早育、多产、性卫生不良、性生活紊乱。

（3）宫颈慢性疾患。

（4）人乳头状瘤病毒、人巨细胞病毒及疱疹病毒Ⅱ型等感染。

（5）与高危男子有性接触的妇女。高危男子是指有阴茎癌、前列腺癌或前妻患宫颈癌者。

三、正常宫颈上皮生理

宫颈阴道部表面覆盖有鳞状上皮，宫颈管内覆盖有柱状上皮，在生理情况下，宫颈的鳞 - 柱上皮交接处随体内雌激素水平变化而上下移动，如有某些外来致癌因素的刺激可导致宫颈鳞 - 柱上皮交接处反复移动，活跃的未成熟细胞或增生的鳞状上皮可向非典型方向发展形成宫颈上皮内瘤样病变，并继续发展成为镜下早期浸润癌和浸润癌。

四、病理改变

宫颈的鳞 - 柱上皮交接处是宫颈癌的好发部位。

1. 宫颈上皮内瘤变（CIN）

包括宫颈不典型增生和原位癌。通常 CIN Ⅰ级指轻度不典型增生，Ⅱ级指中度不典型增生，Ⅲ级指重度不典型增生及原位癌。

2. 宫颈浸润癌

包括：①宫颈鳞状细胞癌，占宫颈癌的 90% ~ 95%。②宫颈腺癌，占 5% ~ 10%。

五、临床表现

不典型增生、原位癌、镜下早期浸润癌一般无症状，也无明显体征，多在普查中发现。

1. 阴道出血

最早表现为性交后或双合诊检查后少量出血，称接触性出血。以后则在月经间期或绝经后出现少量不规出血，较大血管被侵蚀会造成致命大出血。

2. 阴道排液

最初量不多，白色或淡黄色，无臭味。随着癌组织破溃和继发感染，患者常诉阴道可排出大量米汤样、脓性或脓血性液体，伴恶臭。

3. 晚期症状

根据癌瘤侵犯范围出现继发症状，如尿频、尿急、肛门坠胀、便秘、下腹痛、坐骨神经痛、下肢肿痛等。严重时癌瘤压迫或侵犯输尿管，可出现肾盂积水甚至尿毒症。终末期因长期消耗出现恶病质。

宫颈癌转移的主要途径是直接蔓延和淋巴转移。宫颈癌临床分期为5期。

六、辅助检查

1. 宫颈刮片

宫颈刮片是筛选和早期发现宫颈癌的主要方法，必须在宫颈上皮移行带区刮片检查，用巴氏染色。

2. 碘试验

在碘不着色区进行宫颈活组织检查，可提高宫颈癌前病变及宫颈癌的检查准确率。

3. 阴道镜检查

对宫颈刮片细胞学检查Ⅲ级或Ⅲ级以上者，根据检查所见确定活检部位，以提高活检的正确率，阴道镜下多点活检准确率可达98%左右。

4. 宫颈和宫颈管活组织检查

宫颈和宫颈管活组织检查是确诊宫颈癌前病变和宫颈癌的最可靠的方法。一般分别在宫颈鳞－柱上皮交接处的12、3、6和9点处取活检，或在碘试验不着色区及阴道镜指导下，或肉眼可见的可疑癌变部位行多点活检并送病检。

七、治疗要点

以手术治疗为主，配合放疗及化疗。

八、护理措施

1. 提供预防保健知识

宣传宫颈癌发病的高危因素以及早发现、早治疗的重要性。

2. 增强治疗信心

做好患者及其家属的心理工作，配合治疗。

3. 做好术前准备

术前3天需每日行阴道冲洗2次。肠道按清洁灌肠准备。教会患者盆底肌肉锻炼的方法。

4. 协助膀胱功能恢复

术后尿管一般保留7～14天，最长21天，加强盆底肌肉及膀胱肌肉的锻炼。

5. 术后观察

除按一般术后观察外，注意双侧腹股沟有无淋巴囊肿。一般术后48～72 h后拔除引流管。

6. 饮食与营养

鼓励患者进高能量、高维生素及营养素全面的食物。

7. 出院指导

制订好切实可行的院外康复计划，定期随访。

第三节　子宫内膜癌

一、概述

子宫内膜癌又称子宫体癌，发生在子宫体的内膜。多见于老年人。是女性生殖系统三大恶性肿瘤之一。发病年龄在 58 ~ 61 岁，其平均发病年龄为 60 岁左右。子宫内膜癌多数生长慢，转移晚，直接蔓延和淋巴转移为主要方式。晚期可血行转移。

二、病因

子宫内膜癌的病因尚不清楚。可能与下列因素有关：

（1）子宫内膜长期受雌激素刺激而无孕激素对抗。

（2）体质因素，子宫内膜癌患者常伴有肥胖、高血压、糖尿病及其他心血管疾病等危险因素。

（3）与子宫内膜增生性病变有关。

（4）遗传因素，约 20% 子宫内膜癌患者有一定的家族史。

三、病理

（1）巨检

根据病变形态和范围分为两种类型：

①局限型：常发生于宫底部，病灶常发生于部分黏膜，呈息肉状或小菜花状，表面有溃疡，易出血。

②弥漫型：在内膜内蔓延，子宫内膜大部分或全部被癌组织侵犯，使之增厚或呈不规则息肉状，质脆，色灰白或浅黄色，表面有出血及坏死。

（2）镜检

按组织细胞学特征分为：

①内膜样腺癌：最常见，占子宫内膜癌的 80% ~ 90%。

②浆液性乳头状腺癌。

③透明细胞癌。

④其他包括鳞状细胞癌、黏液性癌。

四、临床表现

极早期患者可无明显症状，一旦出现症状则可表现为：

1. 阴道流血

阴道流血是最重要和最早出现的症状，常在绝经后出血，血量不多。绝经前患者月经周期紊乱。

2. 阴道排液

早期往往为浆液性或浆液血性白带，合并感染可出现脓性或脓血性排液，有恶臭。

3. 疼痛

晚期肿瘤盆腔受累可引起剧烈疼痛，多为下腹及腰骶部疼痛，并可向腿部放射。

4. 全身症状

晚期患者可出现贫血、消瘦、恶病质、全身衰竭等。

5. 妇科检查

早期患者子宫正常大小，稍晚子宫可无萎缩或增大变软。有时可扪及转移性结节或肿块。

五、辅助检查

1. 分段诊断性刮宫

分段诊断性刮宫是最常用、最可靠的确诊方法。

2. 宫腔细胞学检查

可作为内膜癌的筛选手段。

3. 宫腔镜检查

宫腔镜可直接观察宫腔情况、估计肿瘤的范围，并可直视下取材做组织学检查。

4. B 型超声检查

子宫增大，内膜增厚，失去线性结构，宫腔内有不规则回声增强光团，内膜与肌层边界模糊，内部回声不均。有时 B 超还可判断肌层浸润等情况。

5. 其他

有条件或必要时可选用 MRI、CT、血清 CA_{125} 等检查以协助诊断。

六、治疗要点

尽早手术为原则，首选全子宫及双侧附件切除术。对不能耐受手术、转移复发或者晚期癌，可辅以放疗、化疗及高效孕激素等综合治疗。

七、护理措施

1. 积极宣传

定期妇科普查的重要性。生育期、绝经期女性一般 1 年应做 1 次妇科检查。

2. 应综合评估

综合评估患者的情况，做好心理护理，提高应对能力。

3. 对放疗及化疗的患者

对其应做好其常规护理。

4. 对患者所用药物

做好其相关的护理，说明可能出现的副作用，必要时报告医师。

5. 做好出院指导

一般出院后随访 2 年，间隔 3 ～ 6 个月 1 次，以后间隔 6 ～ 12 个月 1 次。

第四节　卵巢肿瘤

一、概述

卵巢肿瘤为女性生殖系统三大恶性肿瘤之一。卵巢癌死亡率高居妇科恶性肿瘤首位，严重威胁妇女健康和生命。

二、组织学分类

（1）上皮性肿瘤。

（2）生殖细胞肿瘤。

（3）性索间质肿瘤。

（4）转移性肿瘤。

三、临床表现

卵巢癌转移的特点是扩散早且广泛。主要途径是肿瘤直接蔓延以及腹腔种植。淋巴也是重要的转移途径。最初为盆腔及腹主动脉旁淋巴结转移，晚期可累及左锁骨上淋巴结。血行转移少见，晚期可转移到肝及肺等。

1. 早期无症状

肿瘤较小，患者常无症状，部分患者无意中摸到下腹部包块或妇科检查时偶然发现。

2. 腹痛

一般无明显腹痛。当出现并发症如蒂扭转、破裂时可出现下腹部疼痛。

3. 月经失调

除功能性卵巢肿瘤外，一般不影响月经。偶因卵巢组织被破坏而出现月经失调或闭经。

4. 压迫症状

肿瘤压迫膀胱可引起尿频、压迫直肠可引起便秘。有腹水时可出现腹胀。卵巢肿瘤压迫膈肌可出现呼吸困难、心悸。

5. 其他

随着肿瘤的增大和出现腹水，患者自觉腹围增大，晚期可出现乏力、消瘦、贫血等恶病质表现。

6. 腹部检查

肿瘤增大时可见下腹部隆起，并可触及肿物。触诊时应注意肿物的大小、质地、活动度、有无压痛，表面情况等。叩诊肿瘤部位为浊音，而无移动性浊音。

7. 妇科检查

宫旁触及包块。良性肿瘤多为单侧，表面光滑，囊性，可活动。恶性肿瘤多为双侧，表面不规则，实性或囊性，活动差。但早期恶性肿瘤与良性肿瘤易于混淆。

四、并发症

1. 蒂扭转

最常见。

2. 破裂

因囊压增高、坏死或外伤引起。有自发性破裂和外伤破裂。破裂后，囊液流入腹腔，产生剧烈疼痛和腹膜刺激症状者，应立即剖腹探查，切除肿瘤并彻底清洗腹腔。

3. 感染

较少见，患者有腹痛、发热、腹部有压痛及肌紧张，白细胞计数明显增高。应先控制感染后，再行肿瘤切除术。

4. 恶变

早期多无症状，如肿块迅速长大或出现腹水，高度怀疑有恶变。

五、辅助检查

1. B 型超声检查

B 超可明确肿瘤的大小、位置、形态、内部结构等，准确率可达 90%。

2. 细胞学检查

腹腔或后穹隆穿刺以及手术中取腹水或腹腔洗液细胞学检查可进行卵巢恶性肿瘤的诊断、鉴别诊断和分期。腹水细胞学检查的阳性率为 60% ~ 70%。

3. 腹腔镜检查

可直视盆腔、腹腔脏器，明确有无肿瘤及肿瘤的具体情况，并作临床分期。必要时取活组织进行病理检查。

4. 肿瘤标记物测定

测 CA_{125}、甲胎蛋白（AFP）、绒毛膜促性腺激素（HCG）、乳酸脱氢酶（LDH）等对恶性卵巢肿瘤的诊断有帮助。

5. 放射学诊断

腹部平片检查对卵巢成熟性畸胎瘤可显示牙齿及骨质。消化道造影可了解盆腔肿物是否为消化道转移癌。

6. 其他

计算机断层扫描（CT）和核磁共振成像（MRI）能清楚显示肿物的图像及各脏器、盆腔淋巴结有无转移，对卵巢肿瘤的诊断、分期、随访观察起到一定作用。

六、治疗要点

卵巢肿瘤以手术为主，恶性肿瘤还应辅以化疗或放疗。

1. 良性卵巢肿瘤的治疗

卵巢肿瘤一经确诊，应及早手术治疗，手术范围根据患者年龄、有无生育要求及双侧卵巢情况决定，术中应尽量避免肿瘤破裂，仔细区分肿瘤性质，排除恶性的可能，必要时送快速冰冻切片病理检查。

2. 恶性卵巢肿瘤的治疗

以手术治疗为主，辅以化学治疗、放射治疗、免疫治疗等。

（1）手术治疗：是确定诊断、明确分期的必要手段，也是最有效的治疗方法。一旦怀疑为卵巢恶性肿瘤，应及早手术。即使晚期患者，也应尽可能行常规范围的手术外，还应切除所有的癌灶，使癌细胞减少到最低限度，称为肿瘤细胞减灭术。

（2）化疗：是卵巢癌的主要辅助治疗手段，有可能使癌灶完全消退，延长患者生存期。化疗多用在术后，也可术前化疗使手术易于进行。大多数卵巢癌对化疗比较敏感，一般主张大剂量、多疗程、多途径联合化疗。

七、护理措施

1. 做好心理护理，树立治疗信心

（1）为患者提供舒适的环境，耐心地向患者讲解病情，解答患者的提问。鼓励患者尽可能参与护理活动，以适当方式表达自身的压力，维持其独立性和生活自控能力，协助患者尽快度过紧急生存期。同时鼓励家属、亲友积极参与照顾患者。

（2）尽快将良性肿瘤诊断结果及时告诉患者及家属，消除患者猜疑，同时让家属放心。对恶性肿瘤患者，应根据其个性特点采取适当沟通方式。

2. 根据不同治疗，提供相应护理

（1）手术患者：按腹部手术护理常规护理。巨大肿瘤者，可先准备沙袋压腹部，以防术后腹压突然下降引起休克。

（2）需放腹水的患者：备好腹腔穿刺用物，协助医师完成操作。放腹水过程中，注意观察患者的反应、生命体征变化及腹水的性质。放腹水速度不宜过快，每次放腹水量一般不超过 3 000 mL。期间若出现不良反应，及时报告医师，并协助处理。

（3）腹腔化疗的患者：恶性卵巢肿瘤患者术后往往需要进行腹腔化疗。化疗前一般先抽腹水，然后将化疗药物稀释以后注入腹腔。注入后，协助患者更换体位，让药物接触腹腔全部。化疗结束后，留置化疗药管者要保持药管的固定及局部敷料的干燥，穿刺者保持穿刺点处敷料的干燥。同时，观察并记录患者有何反应，若有异常，及时报告医师进行处理。

3. 做好随访

（1）未手术者：3 ~ 6 个月随访 1 次，观察肿瘤大小、变化情况。

（2）良性肿瘤术后：按一般腹部手术后 1 个月常规进行复查。

4. 恶性肿瘤术后

易于复发，应长期随访。术后 1 年每个月 1 次，术后第 2 年每 3 个月 1 次，术后第 3 ~ 5 年每 3 ~ 6 个月 1 次，以后可 1 年 1 次。

5. 合理饮食及营养

疾病及化疗往往使患者营养失调。应鼓励患者进食营养素全面、富含蛋白和维生素的食物。必要时可静脉补充高营养液及成分血等，保证治疗顺利进行。

6. 加强预防工作

卵巢恶性肿瘤虽难预防，若能积极采取措施对高危人群监测随访，早期治疗，可改善预后；日常生活中，尽量避免高胆固醇饮食；30 岁以上妇女每年进行 1 次妇科检查，若能同时进行 B 超、CA_{125} 等检测更好；发现卵巢实性肿块直径≥ 5 cm 者，应及时手术；乳腺癌、胃肠道肿瘤患者治疗后应定期接受妇科检查，确定有无卵巢转移。

第十章 儿科护理

第一节 急性颅内压增高

急性颅内压增高（acute intracranial hypertension，AIH）是由多种原因引起脑实质和（或）颅内液体量增加所致的一种临床综合征。重者可迅速发展成脑疝而危及生命。

一、病因与发病机制

引起颅内压增高的原因很多，以感染、脑缺血缺氧、颅内占位性病变和颅内出血最为常见。其发病机制包括以下几个方面：

（1）感染、中毒、缺氧和外伤等可使血管通透性增加或脑细胞内能量代谢障碍、钠泵失活而致细胞内外液量增多，使脑组织体积增大和颅内压增高。

（2）颅内占位性病变使颅腔内容物体积增大，导致颅内压增高。

（3）脑脊液循环障碍致脑积水和脑脊液量增加，使颅内压增高。

（4）颅内压持续上升，会使脑血流量下降而造成颅脑损伤，严重时可迫使部分脑组织嵌入孔隙而形成脑疝，导致中枢性呼吸衰竭，甚至呼吸骤停危及生命。

儿童囟门或颅缝未闭合时，对颅内压增高具有一定的缓冲作用，可暂时避免颅内压增高对脑的损伤，但也会在一定程度上掩盖颅内压增高的临床表现而延误诊断，应引起足够重视。

二、临床表现

1. 头痛

呈广泛性或局限性疼痛，晨起为甚，咳嗽、喷嚏、用力大便或改变头位时头痛加剧。婴幼儿常表现为烦躁不安、尖叫或拍打头部，新生儿表现为睁眼不睡和脑性尖叫。

2. 呕吐

常为喷射性，多不伴恶心；呕吐常在剧烈头痛时发生，呕吐后头痛减轻。

3. 眼部体征

颅内压增高可导致第Ⅵ对脑神经麻痹、上丘脑受压、第Ⅲ脑室和视交叉受压，而产生复视、落日眼、视觉模糊、偏盲甚至失眠等，眼底多有双侧视水肿，但婴儿期由于前囟和颅缝未闭不一定发生上述体征。

4. 意识障碍

可表现为表情淡漠、反应迟钝、嗜睡或不安、兴奋，甚至昏迷。

5. 生命体征改变

在颅内压急剧增高时可出现血压升高、脉率减慢、呼吸变慢且不规则，若不及时治疗，可发生脑疝；

下丘脑体温调节中枢受累可出现高热。

6. 惊厥和四肢肌张力增高

大脑皮质受刺激时可出现惊厥；脑干网状结构受刺激时出现肌张力增高。

7. 头部体征

可见头围增大，前囟紧张、隆起，失去正常搏动，前囟迟闭，颅缝分离等。

8. 脑疝

颅内压增高严重并出现呼吸节律异常和瞳孔大小不等时，应立即考虑脑疝的可能。

三、辅助检查

1. 血、尿、便常规检查及肝、肾功能

以确定相应的病因。

2. 腰椎穿刺

用以确定炎症、出血、肿瘤或颅内其他病变。疑有颅内压增高者穿刺要慎重，以免诱发脑疝；如需进行腰椎穿刺以明确诊断者，应术前给予甘露醇降颅压，术中控制脑脊液的滴速和量；脑脊液除常规检查外应做细胞学检查以排除肿瘤可能。

3. B超检查

可发现脑室扩大、脑血管畸形及占位性病变。

4. CT、MRI成像、脑血管造影

有助于颅内占位性病变的诊断。

5. 眼底检查

可见视网膜水肿、视神经盘水肿等。

四、治疗要点

1. 降低颅内压

（1）20%甘露醇：首选，每次0.5 ~ 1 g/kg，快速静脉注入，根据病情需要4 ~ 8 h重复一次。

（2）利尿药：常用呋塞米，0.5 ~ 1 mg/kg静脉注射，可在两次应用脱水剂之间或与脱水剂同时应用。

（3）肾上腺皮质激素：常用地塞米松0.2 ~ 0.4 mg/kg，每天2 ~ 3次，连用2 ~ 3天。

2. 对症治疗

改善通气、控制感染、纠正休克与缺氧、消除颅内占位性病变等。对躁动或惊厥者，可给予地西泮迅速镇静止惊。体温过高时可采用亚冬眠疗法或头置冰帽，还可在大血管走行部位如腋下、腹股沟等处放置冰袋以辅助降温。

3. 液体疗法

补液时注意量出为入，既要防止脑水肿加重，又要避免电解质紊乱。

4. 病因治疗

降低颅内压的同时注意积极寻找原发病，并针对原发病进行有效治疗。

五、护理评估

1. 健康史

了解患儿的原发病史及其表现，如脑缺氧史、感染史、颅内出血史等；询问患儿既往史及喂养情况，如为纯母乳喂养，易致晚发性维生素K缺乏病。

2. 身体状态

评估患儿有无头痛、呕吐及其程度和性质。询问其头痛是否晨起时严重，当腹压增加或改变头位时头痛是否加剧；婴幼儿有无烦躁不安、尖叫或拍打头部等表现，新生儿有无睁眼不睡和尖叫等表现。评估患儿有无意识障碍及颅内压增高的表现，有无呼吸节律异常和瞳孔大小不等等脑疝表现。

3．心理－社会状态

评估患儿及家长的情绪状态，患儿是否因疾病的不适、陌生的住院环境而哭闹、焦虑、恐惧；家长对疾病的了解程度及对治疗护理的需求；家庭环境及经济状况。

4．辅助检查

了解患儿腰椎穿刺、B超、血常规、大小便常规及肝、肾功能等检查结果。

六、主要护理诊断／合作性问题

1．疼痛

头痛：与颅内压增高有关。

2．有意识障碍的危险

与颅内压增高有关。

3．有窒息的危险

与意识障碍及呕吐有关。

4．潜在并发症

呼吸骤停、脑疝。

七、护理措施

1．避免颅内压增高加重

保持绝对安静，避免躁动和剧烈咳嗽。各项治疗及护理应集中进行，操作时动作轻柔，不要突然快速转动患儿头部及翻身；卧位时床头抬高30°左右，以利于颅内血液回流，减轻脑水肿；有脑疝前驱症状时以平卧为宜，注意保持呼吸道通畅，避免颅内压增高加重病情。

2．防止窒息

将昏迷患儿头偏向一侧，及时清除口鼻咽部分泌物、呕吐物，保持呼吸道通畅，防止吸入性窒息。根据病情选择不同方式供氧，以保证血氧分压维持在正常范围。备好呼吸器，必要时人工辅助通气。

3．药物护理

遵医嘱使用脱水剂、利尿药等减轻脑水肿，并注意观察药物的疗效及不良反应。

（1）使用甘露醇时应注意：①用药前要检查药液，若有结晶，可将制剂瓶放在热水中浸泡待结晶消失后再用；静脉滴入时最好用带过滤网的输液器。②不能与其他药液混合静脉滴注。③用药时在15～30分钟内先缓慢静脉注射以使血中尽快达到所需浓度，后静脉滴注，速度不宜过快。④注射时避免药液外渗引起局部组织坏死；如发生药物外漏，用25%～50%硫酸镁局部湿敷和抬高患肢。

（2）应用呋塞米需注意该药可引起水及电解质紊乱。

（3）静脉使用镇静药时速度宜慢，以免发生呼吸抑制。

4．病情观察

密切监测生命体征、瞳孔、肌张力、意识状态改变等，以便及时发现病情变化。并注意有无呼吸骤停、脑疝等并发症的发生。如发现两侧瞳孔大小不等、对光反射减弱或消失、意识障碍加重、呼吸不规则及肌张力增高等，提示可能发生了脑疝，须立即通知医师并做好抢救准备。

八、健康教育

（1）向家属解释对患儿采取避免刺激、保持安静以及头肩抬高等措施的意义，告知家属不要猛力转动患儿头部和翻身，以免加重颅内压增高。

（2）嘱患儿述说不适，以利于及时发现病情变化；指导昏迷患儿的家长观察呼吸、脉搏、神志等情况，讲解并示范帮助患儿翻身、清洁皮肤并保持干燥等操作方法，使患儿及家长积极配合治疗护理工作。

（3）介绍患儿的病情及预后，安慰、鼓励他们树立信心，积极给予心理支持。

（4）根据原发病的特点，做好相应的保健指导。出院时指导家长继续观察患儿是否发生并发症及后遗症，如患儿出现原因不明的头痛症状或剧烈头痛并伴有呕吐者，应及时到医院就诊以明确诊断。

第二节 急性呼吸衰竭

急性呼吸衰竭（acuterespiratoryfailure，ARF）是指由于呼吸功能异常使肺通气和肺换气障碍，导致动脉血氧分压下降和二氧化碳潴留，并由此引起生命器官功能障碍的临床综合征。

一、病因与发病机制

引起急性呼吸衰竭的病因很多，其中以小儿呼吸道疾病多见，其次为神经肌肉疾病；除此之外，呼吸系统急性感染、镇静安眠药、麻醉剂及肺源性心脏病患儿高浓度吸氧等均可诱发急性呼吸衰竭，其发病机制为：

1. 通气障碍

由于通气障碍，致使肺泡有效通气量减少，二氧化碳排出受阻，肺泡内氧分压降低，故出现低氧血症和高碳酸血症。

2. 换气障碍

换气障碍主要表现为低氧血症，而 PCO_2 正常或稍低，因为二氧化碳的弥散能力明显高于氧。

二、临床表现

除原发病的临床表现外，主要是呼吸系统症状及低氧血症和高碳酸血症引起的脏器功能紊乱。

1. 呼吸系统症状

（1）中枢性呼吸衰竭：主要表现为呼吸频率和节律的改变，呼吸快慢、深浅不均，可出现各种异常呼吸，如潮式呼吸、毕奥氏呼吸、呼吸暂停和下颌式呼吸等。

（2）周围性呼吸衰竭：主要表现为呼吸困难，其中，呼吸增快是婴儿呼吸衰竭的最早表现。早期呼吸多浅快，但节律齐，之后出现呼吸无力及缓慢；新生儿及小婴儿可出现呼气性呻吟。

2. 低氧血症表现

（1）发绀：是缺氧的典型表现，口唇、口周、甲床等处明显。$PaO_2 < 40$ mmHg，$SaO_2 < 75\%$ 时出现发绀。但当严重贫血、血红蛋白低于 50 g/L 时，可不出现发绀。

（2）循环系统：早期心率增快、血压升高，严重时可有心音低钝、心率减慢、心律不齐，并可因血压下降引起休克。

（3）神经系统：早期可有烦躁不安、易激惹，继而出现神志模糊、嗜睡、意识障碍，严重时出现颅内压增高、脑疝的表现。

（4）肾功能障碍：少尿或无尿，尿中可有蛋白、红细胞、白细胞、管型，严重时血尿素氮和肌酐增高，甚至出现肾衰竭。

（5）消化系统：可有食欲减退、恶心等胃肠道表现，也可出现消化道出血以及转氨酶增高等肝功能损害表现。

3. 高碳酸血症表现

随着 PCO_2 升高，患儿出现多汗、头痛、烦躁不安，并可出现四肢湿冷、皮肤潮红、口唇暗红；当 PCO_2 进一步增高时，则表现为嗜睡、肢体颤动、心率增快、球结膜充血；如继续增高，则出现惊厥、昏迷、视盘水肿等。

4. 电解质紊乱

与酸碱失衡。

三、辅助检查

根据动脉血气分析结果，判断呼吸衰竭的类型、程度及酸碱平衡紊乱程度。

I 型呼吸衰竭：即低氧血症型呼吸衰竭，$PaO_2 < 50$ mmHg，PCO_2 正常，常见于呼吸衰竭早期

或轻症。

Ⅱ型呼吸衰竭：即高碳酸血症型呼吸衰竭，$PaO_2 < 50$ mmHg，$PCO_2 > 50$ mmHg，常见于呼吸衰竭晚期和重症。

四、治疗要点

（1）病因治疗

抢救的同时对其原发病和诱因进行有效治疗。

（2）改善呼吸功能

①给氧：早期应给予氧气吸入，常用鼻导管及面罩吸氧。

②保持呼吸道通畅：翻身、拍背促进排痰，必要时可给予雾化吸入、吸痰、使用支气管扩张剂和地塞米松等。

（3）应用呼吸兴奋药：适用于呼吸道通畅而呼吸不规则或浅表者。

（4）维持脑、心、肾等重要脏器功能。

（5）纠正水、电解质和酸碱平衡紊乱。

（6）机械通气

严重的呼吸衰竭者常需机械通气给以支持。使用指征为：①经综合治疗后病情反而加重。②急性呼吸衰竭，$PCO_2 > 60$ mmHg、pH < 7.3，经治疗无效。③吸入纯氧时 $PaO_2 < 50$ mmHg。④呼吸骤停或即将停止。

五、护理评估

1. 健康史

了解患儿有无呼吸系统疾患、异物梗阻、颅内感染、颅脑损伤、中毒等病史。

2. 身体状态

评估患儿的呼吸频率和节律，有无发绀和呼吸困难；评估低氧血症和高碳酸血症的程度；有无循环、神经、消化系统等重要脏器功能异常。

3. 心理－社会状态

评估患儿及家长的情绪状态，有无焦虑、恐惧等不良情绪；及其对疾病的了解程度、社会支持系统及对治疗护理的需求。

4. 辅助检查

了解患儿血气分析的结果，以判断呼吸衰竭的类型、程度及酸碱平衡紊乱程度。

六、主要护理诊断／合作性问题

1. 气体交换受损

与肺换气功能障碍有关。

2. 清理呼吸道无效

与呼吸功能受损、无力咳痰、呼吸道分泌物黏稠有关。

3. 有感染的危险

与长期使用呼吸机有关。

4. 恐惧

与病情危重有关。

七、护理措施

1. 保持呼吸道通畅

（1）协助排痰：鼓励清醒患儿用力咳痰，对咳痰无力的患儿每 2 h 翻身 1 次，并经常叩击胸背部，边拍边鼓励患儿咳嗽，使痰易于排出。

（2）吸痰：无力咳嗽、昏迷、气管插管或气管切开的患儿，及时给予吸痰。吸痰前注意充分给氧，吸痰时患儿取仰卧位，吸出口、鼻、咽部、气管黏痰。注意无菌操作，动作轻柔，负压不宜过大，时间不宜过长，以防损伤呼吸道黏膜和继发感染。

（3）湿化和雾化吸入：可用加温湿化器或超声雾化器湿化呼吸道。湿化液中可同时加入解惊、化痰和抗感染药，有利于通气和排痰。一般每次 15 分钟，每天数次。

（4）遵医嘱使用支气管扩张剂和地塞米松等缓解支气管痉挛和气道黏膜水肿。

2. 合理给氧

患儿常用鼻导管及面罩吸氧，新生儿和小婴儿可采用头罩吸氧。吸氧过程中注意加温和湿化，以利于呼吸道分泌物的稀释和排出。主张低流量持续给氧（1 ~ 2 L/min），以维持 PaO_2 在 65 ~ 85 mmHg 为宜。吸入氧浓度一般中度缺氧为 30% ~ 40%；严重缺氧为 50% ~ 60%；如吸入 60% 的氧气仍不能改善缺氧症状，可用纯氧，但吸氧时间不宜超过 6 h，以防氧中毒。长期使用高浓度氧，可使早产婴儿晶状体后纤维组织增生导致失明，氧疗期间应定期做血气分析进行监护。

3. 机械通气的护理

（1）明确机械通气的使用指征，做好患儿及家长的解释工作。

（2）专人监护：使用过程中经常检查呼吸机的各项参数是否符合要求；观察胸部起伏、面色及周围循环状况；注意防止导管脱落、堵塞和可能发生的气胸等情况，若患儿有自主呼吸，应观察是否与呼吸机同步，否则应设法调整。

（3）防止继发感染：做好病室和地面的消毒工作；限制探视人数；定期清洁、更换气管内套管、呼吸管道物品；每天更换湿化器滤纸和消毒湿化器，雾化液新鲜配制；做好口、鼻腔的护理；并遵医嘱及时应用抗生素。

（4）停用呼吸机的指征：①患儿病情改善，呼吸循环系统功能稳定。②吸入 50% 的氧时，$PaO_2 >$ 50 mmHg，$PCO_2 <$ 50 mmHg。③能够维持自主呼吸 2 ~ 3 h 及以上无异常改变。④在间歇指令通气等辅助通气条件下，能以较低的通气条件维持血气正常。

长期使用呼吸机的患儿，易对呼吸机产生依赖心理，要耐心做好解释工作，帮助他们树立起自主呼吸的信心。应根据病情逐步撤离呼吸机，同时帮助患儿进行自主呼吸锻炼。

4. 病情观察

密切监测生命体征，尤其是呼吸频率、节律、心率、心律、血压的变化，发现异常及时报告医师。监测次数视病情而定，重症患儿须连续 24 h 监测。此外，还要加强皮肤颜色、末梢循环、肢体温度、意识、血气分析、尿量、受压部位是否有压疮等观察，并准确记录出入量。使用呼吸机时，注意观察有无感染的发生。

5. 饮食护理

少量多餐，保证营养供给。危重患儿可通过鼻饲供给营养，选择高热量、高蛋白、易消化、富含维生素和少刺激的饮食，以免产生负氮平衡。

6. 药物护理

遵医嘱使用洋地黄类药、血管活性药、脱水剂和利尿药等，密切观察药物的疗效及不良反应。呼吸道通畅而呼吸不规则或浅表者，必要时使用呼吸兴奋药如尼可刹米、洛贝林等。注意下列情况不宜使用：呼吸道梗阻或分泌物潴留、广泛肺部病变或神经肌肉疾患、心搏骤停时中枢神经系统严重缺氧、呼吸肌疲劳、低氧血症型呼吸衰竭。

7. 心理护理

关心体贴患儿，多与患儿及家长交流，鼓励他们说出所关心和需要询问的问题，并耐心做好解释工作。关注家长的情绪状态，减轻家长的焦虑，鼓励其树立战胜疾病的信心。

八、健康教育

（1）向患儿及家属解释患儿的病情、急性呼吸衰竭的临床表现、治疗过程及护理要点，指导他们积极配合治疗和护理。

（2）教会清醒患儿进行有效咳嗽的方法，对无效咳嗽排痰的患儿，指导家长定时给患儿翻身拍背，促使患儿及时排出呼吸道内分泌物。

（3）尽可能保持安静和舒适环境，患儿可取半坐卧位或坐位休息，让家长给患儿着宽松衣服，盖松软被褥。

（4）鼓励家长多陪伴或探视患儿，尤其对于机械通气的患儿，因其不能说话，恐惧感较强，可指导家属采用手势、书写板、卡片等非语言方式进行交流，多抚摸患儿身体，以减轻患儿的恐惧心理。

第三节　新生儿与新生儿疾病患儿的护理

一、正常足月新生儿的特点及护理

（一）概念

正常足月新生儿是指胎龄满 37 周不满 42 周，出生体重 2 500 ～ 4 000 g，无任何畸形或疾病的活产婴儿。

（二）正常足月新生儿的特点

1. 外观特点

足月儿与早产儿在外观上各具特点（表 10–1）

表 10–1　足月儿与早产儿外观比较

外观	足月儿	早产儿
皮肤	全身皮肤红润、皮下脂肪丰满、毳毛少	全身皮肤薄而红嫩、皮下脂肪少、毳毛多
哭声	响亮	微弱
头	占身长的 1/4	占身长的 1/3
头发	分条清楚	细而乱成绒线头状
耳	耳壳软骨发育好、耳舟成形	耳壳软骨发育不全，耳舟不清楚
乳腺	乳晕清楚，乳晕下结节 > 4 mm	乳晕不清，乳晕下结节 < 4 mm
指、趾甲	达到或超过指、趾端	未达指、趾端
足底纹	足底纹遍及整个足底	足底纹理少
外生殖器		
男婴	睾丸已降入阴囊	睾丸未降入阴囊或降入不全
女婴	大阴唇能遮盖小阴唇	大阴唇不能遮盖小阴唇

2. 生理特点

（1）生命体征：①体温：出生时体温与母亲相同或稍高，但很快下降，主要是因为热量丧失及体温调节中枢发育不完善所致，应注意保暖。生后 4 ～ 8 h 又升至正常，维持在 36 ～ 37℃。②脉搏：新生儿脉搏平均 120 ～ 140 次 / 分。睡眠时约 100 次 / 分，哭闹或惊吓时，增至 180 次 / 分。③呼吸：生后 30 秒内建立，平均 40 ～ 45 次 / 分。④血压：较低，平均 60 ～ 80/40 ～ 50 mmHg。

（2）呼吸系统：胎儿娩出时，在多种刺激下兴奋呼吸中枢，建立呼吸，肺泡张开，两肺逐渐膨胀，由于新生儿胸廓呈圆桶状，肋间肌较薄弱，呼吸运动主要靠膈肌的升降，所以呈腹式呼吸。呼吸中枢发育不完善，新生儿的呼吸节律不规则，频率较快，为 40 ～ 45 次 / 分。

（3）消化系统：新生儿胃呈横位，肌层发育差，贲门括约肌较松弛，幽门括约肌相对较发达，胃容量小，故易发生溢乳或呕吐。出生时，新生儿消化道含有多种消化酶，但胰淀粉酶和胰脂肪酶缺乏，故新生儿对淀粉类食物及脂肪的消化能力较弱。

粪便：新生儿绝大多数在生后 12 h 内开始排出胎粪，为墨绿色、黏稠、有黏液、无味。系胎儿肠黏液腺的分泌物、脱落的上皮细胞、胆汁、吞入的羊水等的混合物。生后 3 ~ 4 天转为黄色粪便。若生后 24 h 未排便，应检查有无消化道畸形。

（4）循环系统：胎儿娩出后血循环由胎儿血液循环转为新生儿血液循环，发生了巨大的变化。心率快而不规则，波动范围较大，为 90 ~ 160 次 / 分，平均 120 ~ 140 次 / 分；血压较低，平均 60 ~ 80/40 ~ 50 mmHg，以后会逐渐升高。

（5）泌尿系统：新生儿肾脏发育未成熟，肾小球滤过功能仅为成人的 1/4 ~ 1/2。肾浓缩功能差，排出同样溶质新生儿比成人多需 2 ~ 3 倍水分。正常足月新生儿一般于生后 24 h 内开始排尿。如果生后 48 h 无尿，需查找原因。生后数日，因液体摄入量少，每日排尿仅 4 ~ 5 次，1 周以后，进水量增多，膀胱容量小，每日排尿可达 20 余次。若新生儿液体摄入不足，尿液可呈深红褐色，尿布上可能会有红色沉淀，为尿酸盐结晶。

（6）血液系统：胎儿期由于处于相对缺氧状态，出生时红细胞和血红蛋白量较高，生后难于建立呼吸，缺氧得到改善，胎儿血红蛋白寿命较短，数值逐渐下降。新生儿出生时白细胞值较高，1 周左右开始下降。血小板出生时已达成人水平。

（7）神经系统：新生儿脑相对较大，300 ~ 400 g，占体重的 10% ~ 12%（成人仅占 2%），脊髓相对较长。脑沟和脑回未完全形成，有不自主和不协调的动作。大脑皮层兴奋性低，睡眠时间长。

新生儿出生时已具有的神经反射，如觅食反射、吸吮反射、拥抱反射、握持反射及交叉伸腿反射。这些反射在生后 3 ~ 4 月时逐渐消失。新生儿巴宾斯基征、凯尔尼格征、踝阵挛、面神经反射为阳性；腹壁反射和提睾反射在生后头几个月不稳定。

（8）免疫系统：新生儿特异性免疫功能和非特异性免疫功能发育都不完善。新生儿通过胎盘可从母体获得 IgG，对部分传染病有一定免疫力，但因缺乏 IgA 和 IgM，易患呼吸道及消化道的感染性疾病及革兰阴性杆菌感染。新生儿皮肤黏膜柔嫩易损伤；脐残端为细菌侵入的门户；血 – 脑屏障不完善，易发生脑膜炎；胃酸分泌不足杀菌力差，呼吸道纤毛运动差；故感染性疾病发病率高。

（三）新生儿时期常见的几种特殊生理状态

1. 生理性体重下降

新生儿生后 2 ~ 4 天，由于进水量少、不显性失水及大小便排出，体重较出生体重下降 6% ~ 9%。多于生后 10 天左右恢复到出生时体重，属正常现象。

2. 脱水热

部分新生儿于生后 2 ~ 3 天，由于母乳不足、入液量少，或保暖过度，体温可突然上升至 39 ~ 40℃。但小儿一般情况尚好，去除热水袋，松解包裹，口服或静脉补液，体温会很快降至正常。

3. 生理性黄疸

见本章所述。

4. 乳腺肿大

男婴或女婴，于生后数日内（多在生后 3 ~ 5 天）出现乳腺肿大，蚕豆大到鸽蛋大小、不红、不痛，可有少量乳汁样分泌物，为生前受母体雌激素影响所致，在生后 2 ~ 3 周内自行消退，无需治疗，切忌挤压以免感染。

5. 阴道流血（假月经）

部分女婴于生后 5 ~ 7 天，阴道有少量血样分泌物流出，无全身症状，持续 1 ~ 2 天可自止。这是妊娠后期母体雌激素进入胎儿体内所致，一般不必处理。

6. “马牙”和“螳螂嘴”

在口腔上颚中线和牙龈部位，有黄白色、米粒大小的颗粒，为上皮细胞堆积或黏液腺分泌物积留所致，俗称“马牙”，数周后可自行消退。“螳螂嘴”为两侧颊部隆起的脂肪垫，有利于吸吮乳汁。

（四）正常新生儿的护理

1. 主要护理诊断 / 医护合作性问题

（1）有窒息的危险：与呛乳、呕吐有关。

（2）有体温改变的危险：与体温调节中枢发育不完善有关。

（3）有感染的危险：与新生儿免疫功能不完善及皮肤黏膜屏障功能差有关。

2. 护理措施

（1）保持呼吸道通畅：①新生儿刚娩出时，首先应以吸管或吸耳球吸出口、鼻腔的黏液及羊水，防止引起窒息或吸入性肺炎。②清理鼻腔分泌物。③保持舒适体位，仰卧位时防止颈部过度前屈或后仰，哺乳后取右侧卧位。

（2）维持体温稳定：①环境：阳光充足，保持空气流通，但避免对流风。将新生儿置中性温度下（又称适中温度，即可使机体耗氧量最少，代谢率最低，蒸发热量亦少，又能保持体温正常，从而用更多的热量来满足生长发育的环境温度）。新生儿的适中温度是在穿衣、盖被的情况下，室温维持在 22 ~ 24℃，相对湿度在 55% ~ 65%。②保暖：根据条件选择适宜的保暖方式，首先要保持皮肤干燥减少散热，可采用婴儿暖箱、远红外线辐射床、热水袋、热炕、母怀保温等，护士进行各项护理操作时均应注意保暖。因为新生儿对热感觉不敏感，亦避免保暖过度引起脱水热或烫伤。

（3）合理喂哺：正常足月新生儿生后半小时内开奶，提倡母乳喂养。人工喂养者，最好选用婴儿配方乳，哺乳后可喂温开水，清洁口腔。定期测体重，了解营养状况。

（4）预防感染：新生儿免疫功能低下，易患感染，预防感染是新生儿护理的重要内容。

①环境：采用湿式打扫，每天用紫外线进行空气消毒 30 分钟。护理人员进入新生儿室前应更换衣、帽和鞋，护理每个新生儿前、后均应严格洗手，并执行无菌操作，防止交叉感染。护理人员患感染性疾病，或为病原携带者应暂停护理。②皮肤护理：新生儿体温稳定后应每天沐浴 1 次，沐浴室温度控制在 26 ~ 28℃，水温维持在 38 ~ 40℃，沐浴时防止弄湿未脱落的脐带，尿布应选用柔软、透气、吸水性强的棉布制品，勤换、勤洗、并在阳光下暴晒消毒或用开水煮烫消毒。新生儿衣服宜选用柔软、透气、保暖性好的棉制品，应易穿脱，上衣无领、无扣或别针，最好选用浅色，防止深色染料刺激皮肤。③脐部护理：新生儿分娩后应严格无菌结扎脐带，保持脐带残端清洁干燥。脐带残端于生后 3 ~ 7 天脱落，脱落后若脐窝有渗出物先用 3% 的过氧化氢消毒，再用 0.2% ~ 0.3% 的碘伏消毒，若有肉芽形成，可用 5% ~ 10% 的硝酸银局部烧灼。④预防接种：出生 2 ~ 3 天接种卡介苗；生后 24 h、满 1 个月、满 6 个月时，注射乙肝疫苗各一次。

（5）心理护理：新生儿睡眠时间较长，觉醒时间相对较少，家长可以利用哺乳时及哺乳后新生儿清醒时间与新生儿进行眼神、语言的交流，多拥抱、抚摸、亲吻小儿，以促进身心发育。

（五）健康教育

1. 宣传育儿知识

采用各种方式如录像、讲座或与家长沟通时介绍新生儿喂养、保暖、沐浴、穿衣、更换尿布、预防感染、预防接种等知识。

2. 促进母婴感情建立

鼓励母婴同室和母乳喂养，新生儿出生后，母婴身体条件允许时，尽早进行母婴皮肤接触、吸吮乳头，促进母子感情，有利于小儿身心发育。

3. 新生儿筛查

向家长解释新生儿筛查的重要性，有条件或有疑问的应尽早做先天性甲状腺功能减低症、苯丙酮尿症、半乳糖症等的筛查。

三、早产儿的特点及护理

（一）概念

早产儿指胎龄满 28 周未满 37 周（< 259 天）的新生儿。由于宫内发育时间不足，各系统、器官功能均不成熟，对外界环境的适应能力较差，患病率及死亡率较高。

（二）早产儿的特点

1. 早产儿外观特点

见表 10–1。

2. 生理特点

（1）体温：早产儿体温中枢发育不成熟，稳定性差。产热少（棕色脂肪含量少、寒战反应缺乏、摄食量较少）而散热量较大（体表面积相对较大、皮下脂肪少），导致体温易随着环境温度的变化而变化。

（2）呼吸系统：早产儿呼吸中枢发育不完善，呼吸节律不规则，呼吸表浅常出现呼吸暂停（即呼吸停止时间达 15 ～ 20 秒，或虽不足 15 秒，但伴有心率 < 100 次 / 分，并出现发绀及四肢肌张力下降）现象。肺泡发育不全，缺乏表面活性物质，易引起肺透明膜病。呕吐反射、咳嗽反射比较微弱，易发生吸入性肺炎。

（3）循环系统：早产儿心率较足月儿快，血压亦较足月儿低。血管脆弱易致出血，如颅内出血、上消化道出血。

（4）消化系统：早产儿吸吮能力较差、贲门括约肌松弛、胃容量小，易发生溢乳，增加吸入性肺炎的危险。各种消化酶不足，对食物尤其是脂肪的消化吸收能力较差。在缺血、缺氧等情况下，肠道血流减少，易发生喂食耐受性不良或坏死性小肠炎。肝功能不成熟，易发生黄疸、低血糖。

（5）泌尿系统：胎龄愈小，肾功能愈不成熟，对水和电解质的调节能力愈差，易出现脱水或水中毒，并伴有电解质和酸碱平衡的紊乱，易发生低钠血症和代谢性酸中毒。排泄药物的能力较差，故早产儿用药的间隔时间须延长。

（6）血液系统：早产儿体内储存铁较少、肾脏合成红细胞生成素的能力低下易发生贫血，且胎龄愈小，贫血愈重，持续时间愈长。肝内维生素 K 依赖性凝血因子合成少，易发生新生儿出血症。

（7）神经系统：胎龄愈小，神经系统的功能愈差，各种反射愈难引出或不完整。在缺氧的情况下，易发生缺血缺氧性脑病及颅内出血。血脑屏障功能较差，新生儿黄疸时易导致胆红素脑病。

（8）免疫系统：大部分的 IgG 是在妊娠晚期由胎盘进入胎儿体内，故早产儿体内的 IgG 含量少，加之皮肤娇嫩，屏障功能弱，早产儿易发生各种感染，并引起败血症。

（三）早产儿的护理

1. 主要护理诊断 / 医护合作性问题

（1）体温过低：与体温调节功能不完善，散热大于产热有关。

（2）营养失调：低于机体需求量与吸吮、吞咽、消化吸收功能低下有关。

（3）自主呼吸受损：与呼吸中枢、呼吸器官发育不成熟有关。

（4）有感染的危险：与免疫功能不成熟、皮肤黏膜屏障功能差有关。

2. 护理措施

（1）维持正常体温：早产儿室内温度 24 ～ 26℃，湿度 55% ～ 65%，配备空调、空气净化装置、婴儿暖箱及远红外线辐射床等。体温低于 2 000 g 者，尽早置于暖箱中。进行各项暴露操作时应在远红外线辐射床上保暖。

（2）精心喂哺：早产儿生长发育较足月儿快，对营养物质的需求多。①一般情况较好的早产儿在生后 2 ～ 3 h 可先给 5% ～ 10% 的葡萄糖溶液 1 ～ 2 mL/kg，如无异常可于生后 4 ～ 6 h 开始哺乳，首选母乳。②吮吸力欠佳者可把母乳吸出后装入奶瓶内喂哺，等吮吸能力好转再逐渐增加直接母乳喂养的次数。③无法母乳喂养者，则给予早产儿配方乳或 1 ∶ 1 稀释牛乳，以后随日龄及体重增加而增加浓度。④吮吸、吞咽能力不良以及因哺乳而青紫的早产儿，可用鼻胃管喂养；哺乳量及间隔时间见表 10–2。⑤不能喂养或经胃肠的乳量不足期间应给予胃肠道外补液。

表 10–2 早产儿哺乳量及间隔时间

出生体重 (g)	< 100	1000 ～ 1499	1500 ～ 1999	2000 ～ 2499
开始量 (ml)	1 ～ 2	3 ～ 4	5 ～ 10	10 ～ 15
每天隔次增加量 (ml)	1	2	5 ～ 10	10 ～ 15
哺乳间隔时间 (h)	1	2	2 ～ 3	3

每天应记录 24 h 出入量，准确称量体重，适时调整喂养方案以适应其未成熟的胃肠道。生后 2 周开始补充维生素 D，预防佝偻病；生后肌内注射维生素 K，连用 3 天，预防新生儿出血症。

（3）维持有效呼吸：保持呼吸道通畅，仰卧位时肩下垫肩垫使颈部伸直。密切观察，当出现呼吸暂停时通过拍打足底、托背等方法刺激呼吸恢复；若呼吸暂停持续发作，可遵医嘱给予呼吸兴奋剂或机械通气。有缺氧表现者给予低流量间断吸氧，氧浓度常为 30% ~ 40%，使血氧饱和度在 90% ~ 95% 为宜，切忌氧浓度过高或吸氧时间过长导致视网膜病变。

（4）预防感染：早产儿较足月儿更易患感染性疾病，早产儿室的消毒隔离制度应更严格。预防接种与足月儿稍有区别：除卡介苗外，早产儿不管其出生体重如何，其疫苗接种的月（年）龄、程序和注意事项与足月儿相同。使用每种疫苗的剂量要足够，不提倡分开或减少接种剂量。但出生体重小于 2 500 g 的早产儿不宜在出生时接种卡介苗，应推迟至体重大于 2 500 g 时再接种。

（5）心理护理：早产儿生后即入暖箱，并且在早产儿室内由护理人员护理，出暖箱之前父母与小儿无法接触，加之早产儿体质更弱，更需要关爱，护理人员应多拥抱、抚摸，并多交流，以利早产儿的身心发育。

（6）早产儿出院标准：①体重增至 2 000 g 以上。②在不吸氧的情况下，无呼吸暂停或心动过缓。③能自己吸吮乳汁。④室温下能保持体温稳定。

（四）健康教育

1\. 帮助家长

正确认识、接受早产儿，给予更多关爱，科学护理，多数早产儿能像足月儿一样健康、聪明。

2\. 指导父母

护理早产儿的方法，如预防感染、哺乳、抱持、保暖、沐浴、预防接种等日常护理；教会家长观察呼吸、面色、体温、进食情况及大小便，若有异常能及时处理或就诊。

3\. 指导家长

定期带孩子到医院复查复查项目包括视网膜筛查、听力筛查、生长发育监测。

四、患病新生儿的护理

（一）新生儿缺氧缺血性脑病

1\. 概述

新生儿缺氧缺血性脑病（HIE）是指各种同生期窒息引起的部分或完全缺氧、脑血流量减少或暂停而致胎儿或新生儿的脑损伤，是新生儿窒息后的严重并发症。临床多表现为不同程度的意识障碍，惊厥，前囟饱满、头围增大，肌张力增加或低下，原始反射异常。重症病例可现中枢性呼吸衰竭，有呼吸节律不齐、呼吸暂停及眼球震颤、瞳孔改变等脑干损伤表现。病死率高、致残率高。早产儿发病率高于足月儿。

缺氧是本病发病的中心环节，其中围生期窒息是最主要因素。凡是造成母体和胎儿间血液循环和气体交换障碍使血氧浓度降低者均可造成窒息从而引起脑组织缺血缺氧性损害。

缺氧和缺血主要引起脑水肿，神经元坏死，脑血管栓塞及白质软化等病理变化。此外，严重先天性心脏病、严重肺部疾病、严重失血或贫血也可引起脑损伤。

2\. 护理评估

（1）健康史：询问有无围生期窒息、反复呼吸暂停、严重呼吸系统疾病及心脏病病史，有无早产等。

（2）身心状况

①躯体表现：多数患儿有明显宫内窘迫史或产时窒息史。

根据意识、肌张力、原始反射改变、有无惊厥、病程及预后，临床上分为轻、中、重 3 度。

②心理状态：本病治疗费用昂贵而疗效不太明显，致残率及病死率均较高，患儿家长可能会产生焦虑、懊恼、悲伤等情绪。部分家长还会产生放弃治疗甚至遗弃患儿的行为。

（3）辅助检查

①影像学检查：头颅 B 超、CT 检查及磁共振成像（MRI）。可确定病变的部位、范围及辨别脑损伤

的程度，具有特异性诊断价值。

②血清磷酸肌酸激酶脑型同工酶（CPK. BB）增高，此酶是脑组织损伤程度的特异性酶。

③脑电图：可客观反映脑损害的严重程度、判断预后，并有助于惊厥的诊断。

3. 治疗要点

治疗原则为积极改善缺氧，纠正酸中毒，同时应予以控制惊厥、减轻脑水肿、改善脑血流和脑细胞代谢、减少并发症及后遗症。

（1）支持治疗：保持气道通畅、吸氧，维持有效血流灌注。

（2）控制惊厥：首选苯巴比妥；肝功能不良改用苯妥英钠；顽固性抽搐时加用地西泮或水合氯醛。

（3）控制脑水肿：避免输液量过多是防治脑水肿的关键，每日液量不超过 60 ～ 80 mL/kg；若颅内压增高，可给予呋塞米或甘露醇。

（4）康复训练：尽早进行有利于脑功能恢复。

4. 主要护理诊断 / 医护合作性问题

（1）低效性呼吸形态：与缺血缺氧导致呼吸中枢损害有关。

（2）潜在并发症：颅内压增高、呼吸衰竭。

（3）有废用综合征的危险：与缺血缺氧导致中枢神经系统后遗症有关。

（4）恐惧（家长）：与病情危重，致残率及病死率高有关。

5. 护理措施

（1）低效性呼吸形态的护理：积极改善缺氧，在保持呼吸道通畅的基础上，根据患儿情况选择适宜的给氧方式如鼻导管吸氧或头罩吸氧，必要时按医嘱给予气管插管及机械通气，保持 PaO_2 在 60 ～ 80 mmHg。

（2）预防并发症的护理：密切观察病情，患儿置于新生儿重症监护病室，严密监护呼吸、血压、心率、体温及血氧饱和度，注意患儿囟门、意识、瞳孔、肌张力及有无惊厥发作等。避免输液量过多是预防脑水肿的基础，应严格控制输液量。颅内压增高时，协助患儿头高位，遵医嘱使用呋塞米或 20% 的甘露醇以迅速降低颅内压。

（3）防止失用综合征的护理：在充分保证脑血流灌注，满足脑细胞能量代谢的基础上，使用胞磷胆碱钠、脑活素等药物减轻脑损伤，促进脑组织的修复。待病情稳定后尽早进行智能和体能的康复训练，减少后遗症。

（4）心理护理：耐心与患儿家长沟通，细致解释病情、治疗原则及效果，取得家长的理解、信任，减轻恐惧、焦虑心理，积极配合治疗。

6. 健康教育

（1）预防重于治疗：本病预防重于治疗，应加强孕产期宣教和保健，指导产妇定期做产前检查，早期发现并处理高危妊娠；积极抢救窒息新生儿减少缺氧造成脑细胞的损伤。

（2）向患儿家长介绍本病的病因、临床表现、治疗原则、护理方法及预后。

（3）指导家长早期采取高压氧、针灸、康复训练，并做好家庭护理，以促进患儿康复和减少后遗症。

（二）新生儿颅内出血患儿的护理

1. 概述

新生儿颅内出血是发生于新生儿颅内任何部位的出血，是新生儿期最严重的脑损伤，常由缺氧和产伤引起，临床上以颅内压增高、呼吸不规则、中枢神经系统兴奋与抑制症状为主要特征。早产儿多见，病死率高，存活者常留有神经系统后遗症。

本病病因主要为围生期缺氧和产伤。

①缺氧：多见于早产儿，凡是造成新生儿窒息、缺血缺氧性脑病的因素均可引起颅内出血。

②产伤：多见于足月儿，因头盆不称、急产、胎位异常、高位产钳术等导致胎头受挤压，颅内血管破裂出血。

③其他：新生儿出血性疾病（维生素 K 依赖性凝血因子缺乏、先天性脑血管畸形）、快速扩容、输

入高渗溶液、机械通气不当亦可引起颅内出血。

2. 护理评估

（1）健康史：询问有无早产、窒息和产伤史，有无出血性疾病病史，有无快速输入高渗溶液或机械通气不当病史。

（2）身心状况

①躯体表现：临床症状、体征因出血部位、出血量而有所不同，但不同部位的颅内出血又有一些共同表现，中枢神经系统症状多为先兴奋后抑制，一般于生后 1 ～ 2 天内出现，其共同表现有：a. 意识改变：早期易激惹、过度兴奋，而后转为淡漠、嗜睡或昏迷。b. 呼吸改变：增快或减慢、不规则或呼吸暂停，伴发绀。c. 颅内压增高：前囟隆起、脑性尖叫、惊厥、抽搐、角弓反张。d. 眼征：凝视、斜视、眼球上转困难、眼球震颤等。e. 瞳孔不等大、对光反射减弱或消火。f. 肌张力：早期增高，以后减弱或消失，g. 其他：不明原因的贫血和黄疸。

②心理状态：见于患儿病情危重，反应低下，家长因缺乏相关知识担心小儿预后而出现焦虑、恐惧心理，病情严重者，还会产生不配合甚至放弃治疗的行为。

（3）辅助检查

①头颅 B 超：可确定出血部位和出血的范围。

②头颅 CT、MRI: 对于 B 超不易发现的部位有较好的诊断价值。

③脑脊液检查：脑脊液呈血性或镜下可见皱缩红细胞，有助于确诊、但脑脊液检查阴性小排除此病，病情危重者不能进行此项检查。

3. 治疗要点

（1）一般治疗：保持患儿绝对安静，头肩部略抬高，侧卧，呼吸道通畅，吸氧，注意保暖，

（2）止血：使用维生素 K_1，维生素 C，酚磺乙胺、巴曲酶等。

（3）降颅压：首选呋塞米，颅内无持续性出血时可选用小剂量甘露醇

（4）解痉镇静：地西泮、苯巴比妥钠等。

（5）促进脑细胞代谢：可给细胞色素 C、辅酶 A、ATP、胞磷胆碱、脑活素、吡拉西坦等促进脑细胞代谢、恢复脑细胞功能。

（6）预防感染。

4. 主要护理诊断 / 医护合作性问题

（1）潜在并发症：颅内压增高。

（2）低效性呼吸形态：与呼吸中枢受抑制有关。

（3）营养失调：低于机体需求量与意识障碍、拒乳、呕吐有关：

5. 护理措施

（1）预防颅内压升高的护理

①保持安静，防止哭闹：病室内保持安静，减少搬动，哺乳时不宜抱喂；保持头肩抬高 15° ～ 30° ，侧卧位（头与躯干同向侧位，使头始终处于正中位，防止颈动脉受压）；护理操作尽可能集中进行，并要求轻、快、稳、准，以减少对患儿的刺激

②按医嘱使用止血剂、脱水剂、镇静剂或呼吸兴奋剂，注意观察药物的疗效、不良反应。

③密切并监测颅内压高压症：注意观察患儿生命征、意识、瞳孔、呼吸、肌张力及囟门，定期测量头围。若出现前囟隆起、脑性尖叫、惊厥、抽搐等表现时应及时向医生报告，并配合抢救。

（2）积极改善缺氧：及时清理呼吸道内分泌物，在保证呼吸道通畅的基础上根据缺氧程度选择不同的吸氧方式，维持 PaO_2 在 60 ～ 80 mmHg。必要时给予机械通气。

（3）补充营养：根据病情选择不同的喂养方式，病情较重者可推迟至生后 72 h 喂奶；禁食期间应按医嘱给予静脉营养，注意输液量不宜过多 60 ～ 80 mL/kg，滴速宜慢；吸吮力差的患儿可给予滴管喂养。

6. 健康教育

（1）向家长介绍疾病的相关知识，使其了解病情的严重程度、治疗方案、效果及可能出现的后遗症。

（2）鼓励家长尽早带患儿进行进一步的神经功能测定，对有后遗症的患儿，指导家长早期进行肢体功能训练。

（三）新生儿败血症

1. 概述

（1）概念：新生儿败血症是指新生儿期致病菌侵入血液循环并在其中生长繁殖、产生毒素而造成的全身炎症反应综合征。其发病率占活婴产儿的1% ~ 10%，死亡率为13% ~ 50%。

（2）病因

①病原体：在我国以金黄色葡萄球菌多见，其次为大肠埃希菌，铜绿假单胞菌、克雷白杆菌及表皮葡萄球菌感染日益增多。

②感染途径：a. 产前感染：母亲孕期有感染性疾病时，细菌可经胎盘血行感染胎儿。b. 产时感染：产程延长、难产、胎膜早破时，细菌可由产道上行进入羊膜腔，胎儿可因吸入或吞下污染的羊水被感染；也可因消毒不严、助产不当、复苏损伤等使细菌直接从皮肤、黏膜破损处进入血中。c. 产后感染：最常见，细菌可从皮肤、黏膜、呼吸道、消化道、泌尿道等途径侵入血循环，脐部是细菌最易侵入的门户。

2. 护理评估

（1）健康史：询问患儿母亲产前有无感染史，有无胎膜早破、难产史，有无脐带感染史，有无皮肤黏膜损伤或感染史

（2）身心状况：根据发病时间分为早发型和晚发型：早发型：生后7天内发病；产前感染与产时感染为主，以大肠埃希菌等革兰阴性菌为主；常呈暴发性多器官受累，呼吸系统症状突出，病死率高，晚发型：出生7天后起病；产后感染多见，亦可见于产时感染，病原菌以葡萄球菌和机会致病菌为主；常有肺炎、脐炎、脑膜炎等局灶性感染，病死率较早发型低。

①躯体表现：临床多无特异性表现，主要症状为面色灰白、少吃或吸吮无力、少哭或哭声低微、少动、反应低下或精神萎靡、发热或体温不升、体重不增等症状。上述症状并不一定全部出现，所以对早产儿及初生数日内的新生儿有感染病史者，仅伴有1 ~ 2个症状时即应引起高度重视。

如出现以下较特殊表现时，常提示有败血症可能：a. 黄疸：有时也是败血症的唯一表现。黄疸迅速加重或退而复现无法解释时，均应怀疑本症。b. 肝脾肿大：尤其是无法解释的肝大。c. 出血倾向：皮肤瘀点、瘀斑、消化道出血、肺出血，甚至DIC。d. 休克表现：面色苍灰、皮肤出现大理石样花纹、脉细速、血压降低、尿少或无尿等。

②并发症：重症患儿容易并发化脓性脑膜炎、肺炎、肺脓肿、肝脓肿及其他部位转移性脓肿，亦可发生腹膜炎、坏死性小肠结肠炎、骨髓炎等。

③心理状态：败血症患儿病情严重，疾病发展和预后不容乐观，使家长产生焦虑、担忧。甚至会因为住院治疗费用较高而产生放弃治疗等行为。

（3）辅助检查

①血常规：白细胞总数 $< 5 \times 10^9$/L 或 $> 20 \times 10^9$/L，伴核左移，出现中毒颗粒；血小板 $< 100 \times 10^9$/L。

②病原学检查：a. 血培养：应在使用抗生素之前，抽血时严格消毒，阳性可确诊，但阴性时不能排除本病 b. 病原菌抗原检测：使用对流免疫电泳或酶联免疫吸附试验等方法检测血、尿、脑脊液中致病菌抗原，阳性可确诊；亦可酌情选用胃液、外耳道分泌物、皮肤拭子、咽拭子、脐残端、肺泡灌洗液等细菌培养，有助于诊断。

3. 治疗要点

（1）抗生素治疗：用药原则是早期、联合、静脉、足疗程根据细菌培养及药敏试验选用抗生素，在培养结果出来之前可结合临床选用两种抗生素联合使用，病原菌明确后根据药敏试验选择敏感抗生素。疗程10 ~ 14天，有并发症者疗程3周以上。

（2）免疫治疗：可直接补充新生儿血中的各种免疫因子及抗体，增强免疫功能，促进疾病恢复。包括多次小量输入新鲜全血或血浆、换血疗法、粒细胞输注及免疫球蛋白、免疫核糖核酸治疗等。

（3）补充营养：维持体液平衡保证热量供应，纠正水、电解质和酸碱代谢紊乱。

（4）对症治疗：吸氧；保持体温正常，高热时积极降温，低体温时注重保暖；有循环障碍者应补充血容量并用血管活性药物；烦躁、惊厥可用镇静止惊药；有脑水肿时应用脱水剂。

4. 主要护理诊断 / 医护合作性问题

（1）体温调节无效：与体温中枢发育不完善及感染有关。

（2）皮肤完整性受损：与脐部、皮肤等部位感染有关。

（3）营养失调：低于机体需要量与摄入不足及消耗过多有关。

（4）潜在并发症：化脓性脑膜炎、肺炎。

5. 护理措施

（1）维持体温稳定：①体温过高时，可通过调节环境温度、松解包被，多喂水及温水浴等方法来降低体温。新生儿不宜采用退热药、乙醇擦浴、冷盐水灌肠等刺激性强的降温方法。采取降温措施 30 分钟后复测体温 1 次，体温平稳后每 4 h 测体温 1 次，病情稳定每日测体温 2 次。②低体温时，及时保暖或将新生儿放入暖箱内使体温恢复正常。

（2）处理局部病灶：处理局部病灶可促进愈合，并有效防止感染扩散。脐部感染可用 3% 过氧化氢清洗，再涂碘伏；皮肤小脓疱可用 75% 乙醇消毒，再用无菌针头刺破。

（3）营养失调的护理：根据患儿病情采用不同的喂养方式，尽量坚持母乳喂养。有吸吮和吞咽能力者继续母乳喂养，每次不宜过多，少量多次；吸吮和吞咽差的患儿可鼻饲；病情重者，采用静脉高营养或输入血浆、清蛋白、新鲜血等。每天监测体重 1 次，以评估疗效。

（4）观察病情，预防并发症

①按医嘱早期使用抗生素，处理局部感染灶，防止病情加重。新生儿肝肾功能不成熟，尤其是早产儿，给药量不宜过大，次数不宜多，并注意药物的毒副作用。

②观察化脓性脑膜炎：若患儿出现面色青灰、哭声低弱、突然尖叫、频繁呕吐、前囟饱满、两眼凝视等表现时，及时报告医生，并配合治疗。

③观察肺炎：若患儿出现气促、口唇发绀、鼻翼扇动、口吐白沫、三凹征等表现时提示可能发生了肺炎，应及时报告医生，并按肺炎护理。

6. 健康指导

（1）做好产前保健，及时治疗孕妇感染；产时做到无菌操作；做好新生儿皮肤、黏膜（包括脐带、口腔黏膜等）护理，可以有效预防本病发生。

（2）向家长介绍新生儿败血症的发病原因及感染途径，治疗方法及护理要点，指导家长正确护理患儿。

（四）新生儿黄疸

1. 概述

（1）概念：新生儿黄疸是新生儿时期血中胆红素浓度升高造成皮肤及巩膜黄染的现象，是新生儿期常见的临床症状，又称为新生儿高胆红素血症。

（2）分类：分为生理性黄疸和病理性黄疸两种。

（3）发病机制

生理性黄疸的发生是新生儿特殊的胆红素代谢特点造成的。

①胆红素产生相对过多：胎儿在宫内低氧环境中生活，红细胞数相对较多，出生后开始用肺呼吸，血氧分压升高，过多的红细胞迅速破坏，使血中非结合胆红素增多；胎儿红细胞寿命较短 70 ~ 100 天，故产生胆红素的量多。

②肝细胞摄取非结合胆红素的能力差：新生儿肝细胞内缺乏 Y 蛋白及 Z 蛋白（只有成人的 5% ~ 20%），在生后第 5 日才逐渐合成，这两种蛋白具有摄取非结合胆红素的功能，从而影响肝细胞对非结合胆红素的摄取。

③肝脏系统发育不成熟：新生儿肝脏的尿苷二磷酸葡萄糖醛酸基转移酶含量少和活性低。非结合胆红素转变为结合胆红素的能力差，以至非结合胆红素潴留血中而发生黄疸。此酶在生后 1 周左右才开始

增多，早产儿则更晚。

④肠－肝循环增加：新生儿生后头几天，肠道内正常菌群未建立，肠道内的结合胆红素不能被还原为粪胆原；另一方面新生儿肠道中有较多 β－葡萄糖醛酸苷酶，能将结合胆红素水解为非结合胆红素而被肠黏膜吸收，经门静脉返回至肝脏，使肠－肝循环增多。

（4）引起病理性黄疸的常见疾病

①感染性因素

a. 新生儿肝炎：由病毒（乙肝病毒和巨细胞病毒常见）经胎盘或产道感染所致，生后 2 ~ 3 周出现症状，主要表现为黄疸、厌食、体重不增、大便色浅、尿深黄和肝脏肿大。

b. 新生儿败血症：细菌毒素使红细胞破坏增加，同时损坏肝细胞所致。患儿表现为黄疸，精神萎靡、拒乳、体温升高或下降等全身中毒症状。

②非感染性因素

a. 新生儿溶血症：因母婴血型不合而引起的同族免疫性溶血。我国以 ABO 血型不合者占多数，常于生后 24 h 内出现黄疸，并迅速加重，伴不同程度的贫血、心力衰竭、水肿、肝脾肿大，严重者发生胆红素脑病。

b. 先天性胆道闭锁：先天性胆道闭锁和先天性胆总管囊肿使肝内和肝外胆管阻塞，结合胆红素排泄障碍引起，常在生后 1 ~ 3 周出现黄疸，持续不退，并进行性加重。皮肤呈黄绿色，大便为灰白色，肝脏进行性肿大，逐渐变硬。

c. 母乳性黄疸：由于母乳中含有较多脂肪酶及 β 葡萄糖醛酸苷酶，使结合胆红素又转化为非结合胆红素，在小肠被重吸收，从而增加了肠－肝循环，出现黄疸。一般于母乳喂养 4 ~ 5 天出现黄疸，2 ~ 3 周达高峰，4 ~ 12 周降至正常，除黄疸外小儿一般状况良好，停止母乳喂养 3 ~ 4 天黄疸明显减轻。

d. 遗传性疾病：家族遗传性红细胞 -6- 磷酸葡萄糖脱氢酶缺陷 G-6-PD，在我国南方多见。

e. 药物性黄疸：由维生素 K_3、新生霉素、磺胺类、毛花苷 C 等药物引起。此外，母亲产前应用大量缩宫素等药物，新生儿窒息、酸中毒、出血、寒冷、饥饿及胎粪排出延迟等都会影响胆红素代谢，使黄疸加重。

2. 护理评估

（1）健康史：详细询问患儿母亲的健康状况，是否有肝炎病史，并注意询问患儿健康史，是否有新生儿溶血病、新生儿败血症、先天性胆道闭锁、缺氧、酸中毒及低血糖等。了解黄疸出现时间、大便颜色、病情进展情况等

（2）身心状况

①躯体表现：生理性黄疸和病理性黄疸在起病、进展、程度、临床特点等方面均有不同之处。

②并发症：新生儿胆红素脑病为最严重并发症

由于新生儿血液中未结合胆红素 > 342 μ mol/L，胆红素通过血－脑屏障，沉积于脑组织中，抑制脑组织对氧的利用，导致脑损伤，又称为核黄疸。一般见于生后 2 ~ 7 天，早产儿多见、较小早产儿即使生理性黄疸，也有可能发生胆红素脑病。

临床表现分四期：警告期：嗜睡、拒食、肌张力减退、拥抱反射减弱或消失等抑制症状。持续 12 ~ 24 h，痉挛期：出现痉挛、发热、肌张力增高、尖叫、眼球震颤、呼吸困难、惊厥或角弓反张等症状持续 12 ~ 48 h，恢复期：先是吸吮和反应逐渐恢复，继而呼吸好转，痉挛减轻或消失，肌张力逐渐恢复。持续约 2 周，后遗症期：一般在生后 2 个月 ~ 3 岁出现，表现为胆红素脑病四联症：手足徐动、眼球上转困难或斜视、听觉障碍、牙釉质发育不良。

③心理状态：家长因缺乏新生儿黄疸的相火知识而出现忽视或焦虑、过分担忧。若患儿病情严重时，家长则会产生恐惧、悲观等心理。

（3）辅助检查

①血清胆红素浓度测定：血清总胆红素足月儿 > 221 μ mol/L，早产儿 > 257 μ mol/L 时考虑为病理性

黄疸。

②血型测定：新生儿溶血症时可有母婴 ABO 或 Rh 血型不合。

③改良直接抗人球蛋白实验：如有红细胞凝集呈阳性，表明红细胞已致敏，可确诊新生儿溶血症。

3. 治疗要点

（1）生理性黄疸：一般不需要治疗，加强保暖、及时合理喂养促进粪便排出。

（2）病理性黄疸

①去除病凶、积极治疗原发病，

②光照疗法：将患儿置于光疗箱中，通过光疗将胆红素转变为水溶性异构体经胆汁和尿液排出。

③药物治疗：常用酶诱导剂如苯巴比妥（鲁米那）、尼可刹米，并联合使用血浆、白蛋白，可促进未结合胆红素转化为结合胆红素从肠道代谢，从而预防胆红素脑病。还可根据临床辨证，采用茵陈五苓丸、茵栀黄注射液或中药汤剂以退黄。

④换血疗法：对于 Rh 溶血症和严重的 ABO 溶血症可考虑采用。

4. 主要护理诊断 / 医护合作性问题

（1）潜在并发症：胆红素脑病。

（2）知识缺乏：缺乏有关新生儿黄疸的相关知识。

5. 护理措施

（1）加强保暖：患儿置于中性温度环境中，维持体温稳定，防止低体温加重黄疸。

（2）合理喂养：早期充足喂养，可促进胎粪排出；也可帮助肠道菌群建立，减少胆红素肝肠循环，以利于退黄。母乳性黄疸若胆红素未达到或接近胆红素脑病水平无需停止母乳喂养；停母乳喂养期间，母亲应每天用吸奶器吸出乳汁，保持乳汁分泌，以便恢复母乳喂养。

（3）预防胆红素脑病的护理

①光照疗法。

②药物治疗：按医嘱使用药物，并注意观察药物的不良反应，做好用药护理。

③换血疗法：护士应配合医生做好换血前、中、后的符项准备和护理配合工作。

④病情观察，防止并发症：a. 胆红素脑病：注意观察黄疸消退的情况，若出现反应差、吸吮力弱、肌张力减退、呼吸暂停及心动过缓等情况应及时报告医生并做好抢救的护理配合。b. 注意观察生命体征、大小便的颜色。若出现小便颜色成浓茶或酱油色、水肿、呼吸加快、心率加快、面色苍白及肝脏增大等表现时，立即报告医生，并备好抢救药物，协助医生进行抢救。

6. 健康教育

（1）向家长讲解本病的常见病因，判断病情的方法，光疗及换血治疗的目的、作用及预后。指导家长学会护理患儿，观察、判断病情，并理解、配合医生的治疗。

（2）加强围生期宣教，做好孕期保健，尤其对于有异常孕产史者，发现异常及时治疗，避免胎儿宫内缺氧、窒息、感染等情况。

（3）精心呵护新生儿，注意保暖、合理喂养、预防感染、有遗传性 G-6-PD 缺陷者，禁食蚕豆，衣柜中禁放樟脑丸，并注意药物使用，以免诱发溶血

（五）新生儿寒冷损伤综合征

1. 概述

新生儿寒冷损伤综合征指新生儿期由寒冷或（和）多种原因引起的皮肤和皮下脂肪变硬，伴有水肿、低体温的临床综合征。又称为新生儿硬肿症，重症多合并多器官功能衰竭。病因包括：

（1）内在因素：①新生儿体温调节中枢发育不成熟，调节功能差，尤其是早产儿。②新生儿体表面积大，皮肤薄嫩，血管丰富且皮下脂肪少易于散热。③新生儿皮下脂肪组织中饱和脂肪酸含量高，其熔点高，体温过低时易凝固变硬。④新生儿尤其是早产儿棕色脂肪含量少，在缺氧、酸中毒、休克时产热过程受抑制，小能产生足够热量以维持体温。

（2）诱因：早产、寒冷、保暖不当、感染、缺氧、心力衰竭、休克、饥饿等。

2. 护理评估

（1）健康史：询问患有是否为早产儿，有无保暖不当、窒息和感染等情况。

（2）发病机制：低体温及皮肤硬肿，可使局部血液循环瘀滞，引起缺氧和酸中毒，使皮肤毛细血管通透性增加，一方面导致水肿，另一方面使循环血量减少，影响各器官组织的血供。若低体温持续存在，硬肿面积扩大，缺氧和酸中毒进一步加重可引起多器官功能损害。

（3）身心状况

①躯体症状：主要发生在冬春寒冷季节，多见于早产儿。

a. 一般表现：反应低下，吮乳差或拒乳，哭声低微或不哭，肢体动作少或不动，心率减慢。

b. 体温不升：体温过低是主要表现，全身或肢端凉、体温 < 35℃，严重者 < 30℃。轻型：体温 30 ~ 35℃，产热良好，腋 – 肛温差为正值，大多病程短，硬肿面积小。重型：体温 < 30℃，产热衰竭，腋 – 肛温差为负值，多为病程长，硬肿面积大，伴有多脏器功能衰竭。

c. 皮肤硬肿：包括皮下脂肪硬化和水肿两种情况。硬肿常为对称性，皮肤变硬，皮肤紧贴皮下组织不能提起，按之似硬橡皮样；皮肤暗红色或苍黄色；可伴水肿，指压呈凹陷性。其发生顺序依次为：小腿→大腿外侧→整个下肢→臀→面颊→上肢→全身。

d. 器官功能损害：可发生休克、心力衰竭、DIC、肾衰竭及肺出血（本病最危重的临床征象和最主要的死亡原因）等。

②心理状态：家长缺乏疾病的相关知识，表现出内疚、焦虑、悲伤等。

（4）辅助检查

根据病情选择动脉血气分析、血糖、电解质、尿素氮、凝血酶原时间、纤维蛋白原等检查，必要时进行心电图及胸部 X 线检查。

3. 治疗要点

（1）复温：是治疗的关键措施。原则：循序渐进、逐步复温。

（2）补充热量和液体：增加产热有利于体温恢复。尽早哺乳，不能哺乳者静脉补液。

（3）预防感染：严格隔离和消毒制度，遵守操作规程，根据血培养和药敏结果应用敏感抗生素。

（4）纠正器官功能紊乱：对心力衰竭、休克、弥散性血管内凝血、肾衰竭和肺出血等，应给予相应治疗。

4. 护理诊断 / 医护合作性问题

（1）体温过低：与新生儿体温中枢发育不完善，早产、寒冷、饥饿、缺氧、感染有关。

（2）营养失调：低于机体需要量与能量摄入不足有关。

（3）有感染的危险：与低温致机体免疫力低下有关。

（4）潜在并发症：感染、肺出血、DIC 等。

5. 护理措施

（1）复温

①体温 > 30℃，腋 – 肛温差为正值的患儿，可置入预热至 30℃的暖箱内，箱温在 30 ~ 34℃范围，争取在 6 ~ 12 h 内恢复正常体温。或可因地制宜用热水袋、热炕、电热毯包裹或贴身取暖等方法复温。

②体温 < 30℃，腋 – 肛温差为负值患儿，先以高于患儿体温 1 ~ 2℃的暖箱开始复温，每小时提高箱温 0.5 ~ 1℃（最高箱温不超过 34℃），于 12 ~ 24 h 内恢复正常体温。

③若无暖箱，可采用温水浴、热水袋、火炕、电热毯或母怀等复温方法。

④复温时应监测血压、心率、呼吸等，定时检测肛温、腋温、腹壁皮肤温度及室温和暖箱温度。准确记录出入量、液量及尿量。

（2）供应热量及液体：补足热量及液体才能保证复温成功并维持正常体温。开始可每日 210 kJ/kg，逐渐增至 418 ~ 502 kJ/kg，早产儿或伴产热衰竭患儿可再适当增加。喂养困难者还可通过静脉补充营养与热量。每日液体入量可按 1 mL/kCal 给予；重症伴有尿少，无尿或明显心肾功能损害者，应严格限制输液速度和液量；输入的液体应加温至 35℃，防止液体温度过低引起体温下降。

（3）预防感染：①病室维持室温 24 ~ 26℃，湿度 55% ~ 65%，严格隔离和消毒，各项护理操作规范，禁止探视。②加强皮肤护理避免皮肤破损引起感染。③经常更换体位，防止体位性水肿和坠积性肺炎。④根据血培养和药敏结果选用敏感抗生素，慎用对肾脏有毒副作用的药物，感染严重者可加用激素。

（4）严密观察病情，防止并发症

①观察并监测有无 DIC 的征象：密切观察体温、呼吸、心率、反应、哭声、吸吮及尿量等；若出现皮肤黏膜出血、消化道出血等表现，及时报告医生，并配合抢救。

②观察并监测肺出血：注意患儿出现面色青灰、呼吸急促、口鼻溢血，肺部听诊有湿啰音，及时报告医生，做好抢救准备。

6. 健康教育

（1）向家属介绍新生儿寒冷损伤综合征的相关知识。

（2）指导家属加强护理，注重保温、预防感染、防止缺氧、加强喂养，预防新生儿寒冷损伤综合征。

（3）加强孕期保健，防止发生早产。

第十一章　消毒供应室管理

第一节　消毒供应室规章制度

消毒供应室的规章制度包括消毒供应室的工作制度、消毒隔离制度、灭菌效果监测制度、热源反应追查制度等十二项。这里选择介绍以下几项：

一、消毒供应室工作制度

（1）消毒供应室工作人员，要具有良好的职业素质和高度的责任心，时刻谨记“慎独”，严格履行各岗职责：服务热情、周到；熟练掌握各种器械、物品的性能、用途、消毒、灭菌方法；严格执行各项规章制度及技术操作规程。

（2）负责全院各科室无菌器械、物品、敷料的消毒、灭菌、供应工作，所供医疗器械必须做到及时、到位、准确、适用和绝对无菌。

（3）备齐和储备一定数量的消毒器械、敷料，保证周转和处于应急状态。

（4）每日下收下送 2 次，根据各科工作需要，供应无菌物品，收回污染及失效的物品：临床借用物品，须做好登记并及时追还。

（5）凡沾有病人脓血、体液的器械，应由使用科室初步消毒、洗净后再与供应室兑换。传染病人用物，应按要求严格消毒、标记、单独送供应室灭菌后再作相应的处理。

（6）各科室自备包装的敷料桶、清创、换药器具，应注明科别及灭菌日期；各种代消包规格应符合要求，按规定时间送供应室灭菌。

（7）所有敷料应符合临床要求，包皮、洞巾、盘布及治疗巾保持清洁无损，有类敷料必须一用一洗；一次性敷料用后一律销毁，严禁移作他用。

（8）所有灭菌物品，应注明名称、灭菌时间及有效期、包扎者和核对者代码。包内物品须认真核对，不得有误或遗漏：每日严格检查，每月分类抽查并记录。凡灭菌物品失效或接近失效期，须重新消毒、灭菌保存。不耐高温、高压的物品，须采用低温或环氧乙烷灭菌。

（9）每日监测量用中的消毒液浓度。

（10）回收的金属器械须洗净、擦干、上油后再包扎、灭菌，防止锈蚀损坏。针头、刀剪等锐利器械，须单独处理，妥善保管，定期保养，保持洁净、通畅、锐利无损。

（11）次性使用的输液器、注射器、针头等物品，应按要求及时回收、消毒并毁形，进行无害化处理。

（12）所有一次性物品均应协同器械科把好质量关，做好抽样监测，并定时下科室了解使用情况，确保临床使用方便和安全。发生热原反应及时上报、追查处理。

（13）严格划分污染区、清洁区、无菌区。无菌物品、未灭菌物品及污染物品应分类放置，标记明显，不得交叉混放、迂回传递，防止交叉感染。

（14）对所有物品、器材须建立账目登记、请领、下发、报废及赔偿制度，专人负责，定期清点，定期维修保养，防止霉烂、生锈、损坏、丢失。如有损坏，按规定处理、赔偿并及时补充。

（15）定期深入各科室检查常备无菌物品的质量、数量，征求意见及时改进工作方法，提高工作质量。

（16）每日工作完毕整理室内卫生，清洁地面，消毒液擦拭工作台面。

（17）每日紫外线照射消毒室内室气 1 h，每月做空气微生物监测一次，并定期做好各种消毒、灭菌物品抽样检测工作。

（18）护士长、消毒员每日下班前严格检查水、电、汽、压力灭菌柜、环氧乙烷灭菌柜及门窗情况，以确保供应室安全。

二、消毒隔离制度

（1）严格遵守《消毒技术规范》和《医院感染管理条例》，严格执行技术操作规程。

（2）严格“三区”划分，污染区、清洁区、无菌区之间有实质性隔离屏障，不准有交叉或逆行路线，从污到洁强制性通过，防止交叉感染。

（3）无菌室的门、窗、无菌柜，每日用消毒剂擦拭消毒 1 次，保持清洁无尘，并用 1 000 mg/L 含氯消毒剂消毒地面。每日中、晚紫外线照射各 1h。清洁区、无菌区、空气动态净化每天≥ 8 h。

（4）灭菌与未灭菌的物品严格分类放置，标记明显。每日检查灭菌日期和有效期，先期先用。高压灭菌物品有效期为 7 ～ 10 天，环氧乙烷灭菌物的有效期为 1 ～ 3 年。过期物品重新灭菌处理后再用。

（5）每次工作完毕，去污室的水池、台面、地面均用含氯消毒剂刷洗擦净，并用紫外线照射消毒 1 h。

（6）回收车及供应车用后用含氯消毒剂擦拭消毒。车上铺盖的大单每天消毒，每周清洗更换 2 次。

（7）每日工作完毕清扫室内环境，并进行常规消毒。

三、灭菌效果监测制度

1. 预真空压力蒸汽灭菌效果监测

（1）工艺监测每锅进行并详细记录。

（2）化学监测每包进行 1 次，指示卡（管）放入每一待灭菌物品包中心位置，指示胶带粘贴每一待灭菌物品包外。

（3）生物监测每月进行 1 次，有阳性对照。新灭菌器使用前或经大修后的灭菌器，须进行生物监测，合格后才可使用。对拟用新的包装容器、摆放方式、排气方式及特殊灭菌工艺须先进行生物监测，合格后方可使用。

（4）B–D 试验每日灭菌前进行 1 次，对结果进行记录。若测试结果不合格，应找出原因，采取措施，并重做直至合格。

2. 环氧乙烷灭菌

工艺监测每锅进行；化学监测每包进行；生物监测每月进行，有阳性对照。若有组织植入物灭菌时，须有生物监测：培养结果详细记录，并长期存档，妥善保管。定期对灭菌柜门进行密封检测，以防环氧乙烷泄漏。

3. 干热灭菌

干热灭菌工艺监测每锅进行，化学监测每包进行，生物监测每月进行一次，每次大检修后须进行生物监测合格后才可使用。

4. 紫外线照射消毒

包括日常监测和强度监测。日常监测包括使用时间、累计照射时间记录和使用人签名。强度监测：半年一次。新灯照射强度≥ 100 μ W/cm^3，使用中的灯管≥ 70 μ W/cm^3，低于 70 μ W/cm^3 应更换新灯管。

5. 使用中的消毒剂包括生物监测和化学监测

（1）生物监测

灭菌剂每月1次，不得检出任何微生物：消毒剂每季1次，细菌含量 < 100 cfu/ml。

（2）化学监测根据消毒剂、灭菌剂的性能定期监测。含氯消毒剂、过氧乙酸等每日监测有效浓度，并记录保存。2% 戊二醛有效浓度每周监测1次。

6. 灭菌后

物品每月抽样检测1次，不得检出任何微生物。

7. 空气、物体表面、医护人员的手

每月生物监测1次，结果须符合部颁标准。

四、热源反应追查制度

（1）医疗科室发生热源反应后，供应室工作人员除积极协助抢救外，须将所用相关物品封存备查。

（2）及时上报有关部门，并通知器材发放单位，停止同批次器材的发放使用并抽取同类器材的样品（如输液器、注射器等）进行热源质检测。

（3）供应室内部同时进行各种相关消毒、灭菌物品的抽样检测和消毒、灭菌设备的效果检测，根据检测结果查找原因并进行分析，提出处理和预防措施，同时上报护理部和医院感染管理科。

五、差错事故预防及报告制度

1. 坚守工作岗位

严格执行技术操作规程。遵守各项规章制度，落实好岗位责任制。

2. 操作时

精力要集中，严格工作程序，把好环节质量关。

3. 随时抽查

随时抽查环节质量，定期进行质量控制检测。

4. 严格执行

严格执行各项查对制度，包装、灭菌、发放物品须经两人核对，并及时登记备查。

5. 灭菌与未灭菌的物品

须分类放置，标记明显，定期检查消毒、灭菌，做到先期先用。

6. 大型仪器设备

设专人管理，定期维修，保特性能良好。

7. 物品仓库

有专人管理，护士长定期抽查、清点，保证账物相符。

8. 出现差错事故

应及时上报护理部及医院感染管理科，并做好样品留取和原始记录保存工作。

六、查对制度

（1）器械包扎时，查对物品是否齐全、配套，性能是否良好、符合要求。

（2）器械、敷料、灭菌完毕，查对是否注明有效期，并分类固定放置。

（3）发放器械及各类无菌包时，查对名称、数量及有效期。

（4）回收器械及各类代灭菌物品时查对登记名称与物品是否相符、器械的质量及清洁处理是否符合要求。

第二节　消毒供应室质量控制

一、质量控制标准

（1）有健全的岗位责任制，以及物品的洗涤、包装、灭菌、存放、质量监测及保管制度，并认真贯彻执行，记录齐全、准确。

（2）工作环境整洁、安静，物品放置有序，标记醒目。有定期的卫生清扫制度；

（3）工作间布局科学、规范，严格划分污染区、清洁区、无菌区及生活区，符合由污到洁工作流程要求，无菌物品与污染物品不交叉、不逆向回传递送。

（4）各种医疗用品的回收、消毒、清洁、包装及灭菌程序符合要求。一次性使用输液器、注射器质量用合格率 100%，使用后回收及毁形率 100%，各种穿刺活检器具质量合格率达 100%，治疗包灭菌合格率 100%。

（5）设有专门质量检测实验室。按规定进行消毒灭菌监测，并有灭菌效果监测登记。

（6）所供应的无菌物品均注明灭菌日期及有效期，无过期物品，确保医疗护理安全。

（7）面向临床，保证供应，坚持做到下收、下送。

（8）各类物品管理做到出、入库有登记，交接手续严格，账物相符，登记数据真实可靠，每日发放有统计，建立完善的月报制度，条目清晰，核算准确。

（9）急救物品供应及时、齐全，备用物品贮存量大于或等于总数的 1/3，以保证临时医疗抢救时应用。

（10）消毒供应室工作质量达标率≥ 95%。

二、质量控制流程

（1）根据消毒供应室物品质量检测的技术要求及方法，由质量检测员定期抽取样品送检验部门进行检测。

（2）检验部门将样品检测报告提供给供应室，作为供应物品处理工作的各个过程控制的依据。

（3）根据样品检测结果，采取相应的措施进一步提高工作质量，并将质量控制结果反馈给质检员。

（4）由护士长和质检员根据反馈结果，进行质量控制的终末评估和决策。此质量监测过程完成从“抽样 - 评估”的一个循环。并使此循环往复进行，动态控制，持续性质量

第三节　消毒供应室护士的自我防护

供应室工作人员在为临床提供各种无菌器材的同时，将某些重复使用的金属器械、容器及精密锐利器具进行回收处理后，再发回使用。如各科使用的穿刺活检、清创、换药用的金属器械、剪刀等，在浸泡、消毒、清洗包装及灭菌过程中，若操作不慎均可造成皮肤黏膜损伤、化学灼伤、中毒、热力烫伤，有时还有造成爆炸伤的危险：在上收下送过程中，接触污染物品和传染病房污染空气，若防护不当或误接触还可造成致病微生物的感染，如肝炎病毒、免疫缺陷病毒，SARS 病毒等。如从事灭菌操作，使用后的一次性物品毁形工作的人员，还受噪音损害可能造成听力损伤等。因此，作为现代化的供应室，除加强基础设施建设、配备高效能的仪器设备外，还应从自身做起，工作中严格操作规程，强化自我防护意识，全面落实普遍预防和标准预防措施，避免各种因素可能造成的损害。

三、皮肤黏膜防护

1. 操作时

戴手套，操作完毕应按要求洗手。若手被病人分泌物或深部体液污染时，要按“六步洗手法”洗手或先用清水冲净污染物后，适当消毒，如手部消毒剂搓洗，0.2% 过氧乙酸浸泡，0.5% 碘伏擦拭消毒。

2. 避免利器损伤

操作时动作稳、准、轻，剪刀、穿刺针等器具应与其他器械分类浸泡、清洗；一次性针头、刀片等，用后即放入硬质防刺、防漏的容器内彻底毁形处理。一旦发生锐器损伤，特别是特殊感染病人用过的器具，应立即挤出受伤部位尽可能多的血液，并消毒清创处理，如用洗必泰、碘伏等冲洗伤口，并立即报告“院感办”，采取必要的治疗措施，尽可能在伤后最短的时间内进行保护性预防治疗，确保定期跟踪检测。如确定是被 HBV 阳性病人血液、体液污染的锐器损伤，应按国家卫生部规定 24 h 注射乙肝免疫球蛋白，同时进行血液乙肝标记物检查。如 HBV 阴性，按规定注射乙肝疫苗。

3. 回收清洗污染物品时

应穿防护服，戴护目镜，以免污染物或化学消毒液溅至眼内或皮肤上。

4. 进行压力蒸汽灭菌时

严格遵守技术操作规程，装卸物品时戴防护手套，开启柜室门时，须待柜室内压力降至。位时再开启，以防热蒸汽喷出造成烫伤。

四、防止化学消毒剂中毒

环氧乙烷属易燃易爆有毒的化学消毒剂，使用时注意气瓶应低温贮存，防震、防火，注意室内通风或安装强排风设备，以免引起中毒和爆炸。

五、防止听力损害

灭菌室内除灭菌器本身产生的噪音外还存在着排风系统噪音，长期处在高分贝噪音环境中，易造成听力损害。故在配备灭菌设备时应选择高效能低噪音产品，并定期进行保养检修，保持性能良好。

六、定期更换、清洗并消毒工作服

若工作服有可疑污染时应及时更换、消毒，有条件的在污染区工作的应穿一次性隔离服，但是身着隔离服不能出入污染区以外的任何区域，严防造成交叉污染。

第十二章　护理管理

第一节　控制在护理管理中的应用

控制现象存在于各个领域，是客观世界中一种普遍现象。控制贯穿于护理工作的全过程，涉及各级护理人员。在护理管理中，对护理安全、护理成本、护理质量（包括要素质量、过程质量、结果质量）和护理缺陷等全方位的控制尤为重要。本节主要介绍护理风险管理和护理成本管理。

一、护理风险管理

护理风险始终贯穿在护理操作、处置、配合抢救等各环节和过程中，因此，如何保证安全护理，发现风险隐患和降低护理风险系数是护理管理者的首要任务。

（一）基本概念

1. 护理风险

护理风险是指从事医疗护理服务活动中可能发生的危险与危害，受其主、客观因素的影响，存在突发性和难以预测性。

2. 护理风险管理

护理风险管理是指针对患者、工作人员、探视者可能产生伤害的潜在风险进行识别、评估并采取正确行动的过程。

（二）护理风险管理的意义

1. 护理风险管理水平直接影响患者的安全

护理风险与护理安全是并存的概念，是因果关系。在护理风险系数较低的情况下，护理安全系数就较高，反之护理安全系数就较低。护理活动可产生正反两方面截然不同的结果，使疾病向好的方向转化或者是向不好的方向转化。无论何种结果，均是多种风险因素作用于护理活动的结果。通过风险管理可以降低护理活动中的风险性，以保障患者的安全。

2. 护理风险管理水平直接影响医院的社会效益和经济效益

护理风险管理水平与医院的发展密切相关。护理风险管理不善，会使病程延长，使治疗护理方法复杂化，增加物质消耗，会使纠纷和投诉增加，进而增加成本投入，有的还要付出额外的经济负担，甚至可能有损医院的形象。

3. 护理风险意识和管理水平直接影响医院和医务人员的自身安全

在医疗护理活动中，如果风险意识不强、管理不力发生事故和医疗纠纷，医院及医务人员将承担风险，包括经济风险、法律风险、人身风险等。

4. 护理风险管理水平直接影响医院功能的有效发挥

医疗场所的各种污染、放射线、有毒药物和化学试剂等一些物理化学因素，会对从事医疗工作的人员构成危害。做好护理风险管理不仅能保障患者的身心安全，还能保障从事医疗护理及医学工程技术人员本身的健康与安全，从而使医院功能正常发挥。

（三）护理风险管理的程序

护理风险管理的程序如图 12–1 所示。

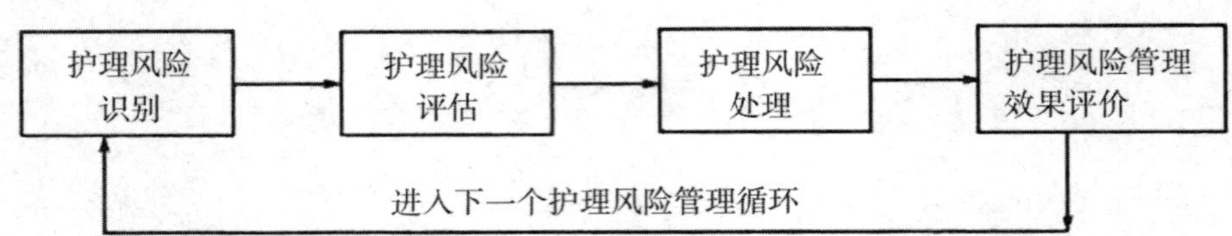

图 12–1　护理风险管理的程序

1. 护理风险识别

护理风险识别是护理风险管理的基础，其主要任务是对护理服务过程中客观存在的及潜在的各种风险进行系统的识别和归类，并分析产生护理风险事故的原因。进行护理风险识别，可以防患于未然，对可能出现的护理风险进行预见。同时，也便于管理者制定详细、周密的风险管理制度，实施全面、系统的管理控制，从而降低风险的发生。

2. 护理风险评估

护理风险评估是在风险识别的基础上进行定量分析和描述，通过对这些资料和数据的处理，发现可能存在的风险因素，确认风险的性质、损失程度和发生概率，为选择处理方法和正确的风险管理决策提供依据。通过评估，使护理管理者关注发生于各个环节的护理风险，尤其是加强对发生概率高、损失程度重的护理风险的监控，从而降低护理风险的发生率。

3. 护理风险处理

护理风险处理是护理风险管理的核心内容。护理风险处理是在风险识别和风险评估基础上采取的应对风险事件的措施，主要包括风险预防和风险处置两方面的内容。

风险预防是在风险识别和风险评估基础上，在风险事件出现前采取的防范措施，如建立健全护理风险管理制度、定期进行护理风险教育、加强护理风险监控等。

风险处置包括风险滞留和风险转移两种方式。风险滞留是指将风险损失的承担责任保留在机构内部，是医疗机构传统应对医疗风险的办法。风险转移是将风险责任转移给其他机构，是最常见的风险处理方式，如购买医疗风险保险等。

4. 护理风险管理效果评价

对风险管理手段的效益性和适用性进行分析、检查、评估和修正，为下一个周期提供更好的决策，是对护理风险管理效果的验证。如患者的满意度是否提高，护士的法律意识和防范风险意识是否增强等。采用的方法有调查问卷法、护理文书抽检、不定期组织理论考试等。

二、护理成本管理

在社会主义市场经济深入发展和卫生事业改革的新形势下，医院只有不断更新、转变观念，强化经济管理，开展成本管理，降低营运成本，才能更好地生存和发展。护理成本作为医院经营成本的重要组成部分，已经成为护理管理领域研究的重要课题。

（一）基本概念

1. 成本

成本是指生产过程中生产资料和劳动的消耗。在医疗卫生领域，成本是指在服务过程中所消耗的直接成本（材料费、人工费和设备费）和间接成本（管理费、教育培训费和其他护理费用）的总和。

2. 护理

成本护理成本是指医疗单位在护理服务过程中产生的物化劳动和活劳动消耗的货币价值。物化劳动是指物质资料的消耗，活劳动是指脑力和体力劳动的消耗，货币价值是指产出的劳动成果用货币表示的价值。

3. 护理成本管理

护理成本管理是运用一系列管理方法，对护理服务过程中发生的费用，进行预测、核算、分析、控制等科学管理工作，从而降低成本，增加效益，提高服务质量。

（二）护理成本管理的意义

1. 降低医疗机构经营成本

作为医疗机构经营成本的重要组成部分，护理成本直接或间接地反映在医院的经营成本中，如护理人员工资、仪器设备的利用率、护理材料的消耗等。因此，减低护理成本是护理管理者的重要任务，也是降低医疗机构经营成本的主要途径之一。

2. 提高医疗机构成本核算水平和成本信息的准确性

成本核算是成本管理工作中的重要环节，成本核算的结果可以为成本管理提供信息，而准确的成本信息又是成本预测和成本决策的基础，只有完善的护理管理系统才能取得准确的成本信息。护理成本是医院成本的重要组成部分，因此，护理成本管理水平将直接影响医疗机构成本核算水平和成本信息的准确性。

3. 提高经济效益

护理成本管理的目的就是降低成本费用，减少不必要的支出，增加利润，提高经济效益。

4. 提高医疗机构的竞争力

护理成本管理可以降低成本费用，提高医疗机构的经济实力，用于广纳人才，购置先进医疗器械，改善就医流程，提高医疗机构的技术水平，从而提高市场竞争力。

5. 提高员工的节约意识

调动员工增收节支的积极性是护理成本管理工作的目的之一。通过护理成本管理可以使护士认识到成本管理既能减少患者负担，增加社会效益，又能提高经济效益，增加个人收入，从而自觉地去参与成本管理和费用控制。

（三）护理成本管理的内容

护理成本管理包括四个方面的内容：一是编制护理预算，将有限的资源适当地分配给预期的或计划中的各项活动；二是开展护理服务的成本核算，提高患者得到的护理照顾的质量；三是进行护理成本一效益分析，计算护理投入成本与期望产出之比，帮助管理者判定医院花费所产生的利益是否大于投资成本；四是开发应用护理管理系统，进行实时动态成本监测与控制，利用有限的资源提供高质量的护理服务。

1. 编制护理预算

编制护理预算是护理管理者为实现护理目标，为一定期限内（通常为 1 年）所预期的收入和计划支出而编制的资金使用计划，详细描述了在该时期发生的各项护理活动所需要的标准经济资源。护理预算一般分为运营预算和资本经费预算。前者包含护理人员的工资、福利、供应品、小型设备等支出；后者提供的经费是有关大型设备器材、重要装备的购置。也有的医院增加人力预算，包括医院内员工的人力计算、薪资核算，外借、临时聘用、交换等人员的费用支付。

2. 护理成本核算

护理成本核算是护理成本管理工作的重要组成部分，是正确制定护理价格、衡量护理服务效益和合理配置人力资源的基础，是降低医疗护理成本的前提。护理成本核算是将医院在护理过程中发生的各种耗费按照一定的对象进行分配和归集，以计算总成本和单位成本。常用的护理成本核算方法有项目法、床日成本核算、相对严重度测算法、患者分类法、病种分类法以及综合法。

3. 护理成本－效益分析

目的是分析护理服务的投入与实际获得效益之间的关系，可以为护理管理者提供资本继续投入的依据。分析的步骤一般包括以下几个环节：①明确要研究和解决的问题。②确立护理方案，收集相关数据。③选择适当的经济分析方法。④确定与分析成本，确定结果的货币价值。⑤决策分析。成本－效益分析作为一种研究方法，可以不受管理体制的束缚，护理管理者可以根据需要，选择不同的评价方法，准确反映护理成本投入和产出的关系，为科学决策提供有力依据。

4. 护理成本控制

护理成本控制是按照既定的成本目标，对构成成本的一切耗费进行严格的计算、考核和监督，及时发现偏差，并采取有效措施，纠正不利差异，发展有利差异，使成本被限制在预定的目标管理之内的管理方法。成本控制是现代成本管理工作的重要环节，是落实成本目标、实现成本计划的有力保证。

第二节　护理质量管理的方法

要确实抓好质量管理，除了要有正确的指导思想，还要依靠科学的质量管理方法。质量管理方法很多，有直方图、控制图、分层法等，而 PDCA 循环被认为是质量管理最基本的工作程序。

一、PDCA 循环

PDCA 循环又叫戴明环，是美国质量管理专家戴明博士提出的，由计划（Plan）、实施（Do）、检查（Check）、处理（Action）四个阶段组成。它是全面质量管理所应遵循的科学管理工作程序，可以使我们的思想方法和工作步骤更加条理化、系统化、图像化和科学化。

（一）PDCA 循环的步骤

每一次 PDCA 循环经过四个阶段、八个步骤，如图 12–2 所示。

1. 计划阶段

包括四个步骤：第一步，分析质量现状，找出存在的质量问题；第二步，分析产生质量问题的原因或影响因素；第三步，找出影响质量的主要因素；第四步，针对影响质量的主要原因研究对策，制定相应的管理或技术措施，提出改进行动计划，并预测实际效果。措施应具体而明确，回答 5W1H 内容：为什么要这样做（Why）？做什么（What）？谁来做（Who）？什么时间做（When）？什么地方做（Where）？怎么做（How）？

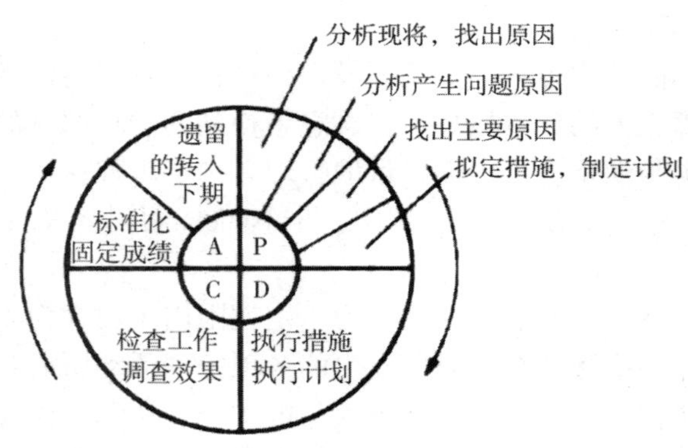

图 12–2　PDCA 循环的步骤示意图

2. 实施阶段

实施阶段是 PDCA 循环的第五步，按照预定的质量计划、目标、措施及分工要求付诸实际行动。

3. 检查阶段

检查阶段是 PDCA 循环的第六步，是把执行结果与预定的目标对比，检查预定计划目标的执行情况。在检查阶段，应对每一项阶段性实施结果进行全面检查，衡量和考查所取得的效果，注意发现新问题。

4. 处理阶段

对检查结果进行分析、评价和总结。具体分为两个步骤：第七步为总结经验教训，肯定成功的经验，形成标准、制度或规定；将失败的教训进行总结和整理并记录，作为前车之鉴，以防再次发生类似事件。第八步是把没有解决的质量问题或新发现的问题转入下一个循环中去解决。

（二）PDCA 循环特点

1. 循环的完整性与连续性

PDCA 循环作为科学的工作程序，其四个阶段的工作具有完整性、统一性和连续性的特点。在实际应用中，缺少任何一个环节都不可能取得预期效果，只能在低水平上重复。比如计划不周，给实施造成困难；有布置无检查，结果不了了之；不将未解决的问题转入下一个 PDCA 循环，工作质量就难以提高。

2. 大环与小环相互联系、相互促进

PDCA 循环作为企业管理的一种科学方法，同样也适用于护理管理。就医院的护理质量管理而言，护理部就是一个大的 PDCA 循环，各个护理单位（门诊、病房、手术室、急诊室等）又有各自的 PDCA 小循环。大环套小环，直至把任务具体落实到每个人。反过来小环保大环，从而推动质量管理不断发展提高。因此，大环是小环的依据，小环是大环的基础。

3. 阶梯式运行，循环式提高

如图 12–3 所示，PDCA 循环不是简单地周而复始，也不是同一水平上的循环，而是每转一周都有新的内容与目标，因而也意味着前进一步，就像阶梯式地运行，逐步上升。在质量管理上，经过了一次循环，也就解决了一批问题，质量水平有了新的提高。

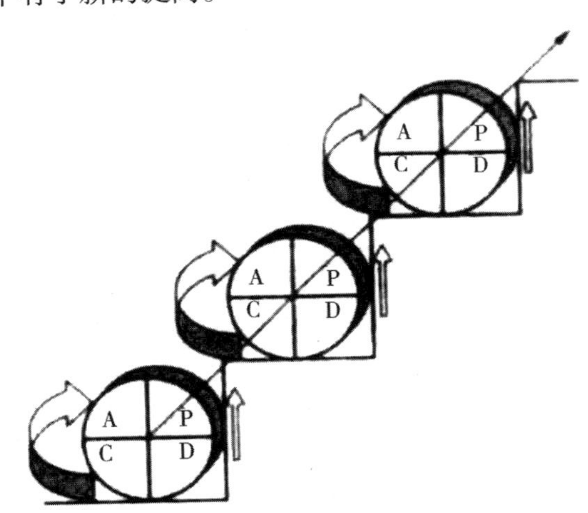

图 12–3　PDCA 循环阶梯式运行示意图

二、品质控制圈

（一）概述

品质控制圈是由同一现场工作人员或者工作性质相近的人员，利用自动自发、相互切磋的团队精神，并运用简单有效的管理方法与理念，对自身的工作环境进行持续的改善。

（二）应遵守的基本原则

（1）品质控制圈成员应是同一单位或在一起工作的，且是自愿可以轮换的。

（2）品质控制圈要在上班时间内保证每周一次会议，或者至少每月两次，每次约 30 分钟至 1h；遇有临时紧急问题则可随时开会，每次 20 ~ 30 分钟。

（3）圈长应注意主持会议的技巧，利用指名发言、接力发言或反问等方式引导全体发言。

（4）把握有效开会的原则，即准时到会、不人身攻击，尊重不同的意见。

（5）品质控制圈成员应尽量学习并运用识别问题及解决问题的品质管理技巧。

（6）一般要有工作现场的督导者来辅助品质控制圈的进行，督导者的主要任务是激发员工的创意。

（7）高级管理者应对品质控制圈给予强有力的支持。

（8）重视人员的发展和现场工作者所提供的创意，以提高生产力及效率。

第三节　护理缺陷的管理

一、护理缺陷的定义和判定标准

医疗差错、事故与纠纷，均属医疗缺陷范畴，护理缺陷也属此范围，是指治疗、护理服务人员在提供服务的活动中，由于在医疗体制、管理体系、服务质量和技术操作方面存在的欠缺、不完善因素，而导致医疗损害及误解的事实。医疗护理事故、医疗护理差错和医疗护理纠纷均列入护理缺陷的范畴。国务院对医疗事故有明确界定。医疗护理事故是指在护理过程中，由于护理人员的过失，直接造成患者死亡、残废、组织器官损害导致功能障碍。医疗护理差错是指在护理过程中，因责任心不强、工作粗疏、不严格执行规章制度或违反操作规程等原因，给患者造成精神及肉体上的痛苦，但未造成严重后果。根据产生后果的程度，进一步分为严重差错和一般差错。凡发生差错但尚未对患者引起不良后果，或尚未实施即被发现并被纠正则称为缺点。缺点也属于护理缺陷的范畴。

二、护理缺陷的常见原因

1. 人力资源不足，超负荷工作状态

为满足社会对医疗服务的需求，而加大各部门的工作量，造成部分科室的人员、设备、空间相对不足。当护士人手紧缺，工作超负荷时，多数护士无法适应多重角色的转换，出现角色冲突，长此以往，使护士身心疲惫，也是构成护理工作不安全的重要原因。再则，过度工作和劳累同样会引起注意力和警惕性的下降，导致错误的增加。

2. 护理人员缺乏工作经验

新职工、新设备的进入有一个培训、适应、磨合过程。从统计分析来看，低年资护士容易发生不安全护理事件，由于她们专业知识不够丰富，技术操作不够熟练，缺乏有效的沟通技巧，法律知识欠缺，理论与实践脱节，违反技术操作规程，容易导致操作失败或操作错误，而发生护理差错。

3. 管理层的因素

安全护理管理是护理质量管理的核心，护理质量直接影响到医疗质量、患者的安危、医院的声誉。管理制度不完善，制度执行不力，上级对下级的监控缺乏力度，对潜在的不安全因素缺乏预见性，对人力资源的教育，培训不重视，护理人员的缺编，护士的待遇偏低等均会导致不安全护理的后果。

4. 其他因素

差错、事故的鉴定处理仍没有一个使医患双方都信赖满意的机制。社会、

媒体等对医疗机构、人员尚缺乏公正的评价，医院生存的环境还不令人满意。对护理安全有直接影响的主要因素还包括院内感染、烫伤、跌倒与坠床、输液渗出及坏死、环境污染、食品污染等。

三、护理缺陷的防范

1. 建立和完善统一的护理安全质量管理体系

针对医院护理安全质量方面存在的问题，结合医院的实际情况，制定相应的预防与控制措施，规范护理工作流程的各个环节。建立以护理部、护士长、科室质控员为主体，全体护理人员参加的护理安全管理组织体系，形成护理监控、科室互控、科内自控的监控网络，层层把关，环环相扣，各司其职，确保护理安全。护理部按照《护理质量考评标准》对全院护理质量进行定期或不定期抽查，召开会议，分析和解决存在的问题，及时纠正处理，并将检查结果反馈到各病区，各病区对存在的问题进行分析，提出整改措施。

2. 运用科学管理系统，建立护理安全管理路径

护理安全是护理管理工作效益的体现，科学系统的管理方法有助于提高管理工作的成效。护士在工作中一旦发现危险因素或不良事件，立即通过上报系统报告。护士长从管理者、教育者的角度出发分析

本病房存在的隐患，利用晨交班或会议的机会组织护士进行全面讨论、分析，使护士对存在的隐患有共同认识，并采取相应措施改善不良环节。管理委员会通过这些分析、评价，来掌握护理事故发生的状况，进行集中分析，找出防止事故的对策。护理安全管理路径一方面可以激发护士的自主参与性，加强护士和管理者的沟通，营造积极、公正的安全上报氛围；另一方面可以促进规范化、系统化护理安全管理，有助于管理者根据流程，准确地解读上报内容，从整体的角度出发，兼顾个人因素和环境因素，及时反馈，合理处理，从本质上减少和杜绝安全事故，使护理安全问题真正受到大家的重视。

3. 健全护理安全制度及处理应急预案

（1）完善和制定各项管理制度：要建立护理安全的有效体系，就必须实现对差错的严格预防和控制。制定相应的护理制度和流程，使人人知晓并在实践中参照执行，对可能产生护理不安全的高危环节进行重点关注和整治。定期对存在的安全隐患进行重点讲评分析。一个险些酿成差错的不良事件，实际上因为偶然因素或因即时干预未产生后果。管理学的实践证实，对这个方面的研究和控制与对实际产生不良后果的差错研究具有同样重要的预防和治理意义。对各项护理安全工作应有检查、监督、反馈、讲评、整改的机制。对已经出现的医疗不安全事件，应有危机处理方案，医院管理部门应及时知晓，协同处理，尽可能减轻不安全事件造成的危害，做好各项善后工作，尽快找出导致不安全的危险因素，并制定相应对策。

（2）对各类紧急情况有应急预案：为确保患者住院期间的安全，患者入院后护士即根据患者的病情，结合病区环境做出初步评估。科室必须健全住院患者紧急状态时的应急预案，如猝死、躁动、药物引起过敏性休克等。在制定应急预案时，首先重点突出“预防为主”的原则，如躁动应急预案中，制定该患者护理评估、床头设立“坠床”提示牌及规范使用安全约束带等安全防范措施。其次，制定跌倒等事件发生后的应急处理措施及逐级上报程序。

（3）重视风险意识、法律意识教育：长期以来，护士习惯处于医疗服务的主导地位。因此在实践中，护士更多考虑的是如何尽快地去解决影响患者健康的根本问题，而忽视潜在的法律问题。护理部要求护士对患者权利和护士义务有正确认识，加强风险意识及法律意识教育，规范护理行为，开展护理核心制度学习，结合《医疗事故处理条例》，让护士充分意识到遵守规章制度、遵守护理规范是对自己的保护。护理工作中无处不潜藏着法律问题，为适应法制社会，护士应学法、懂法、守法。护士执行每项操作前都要向患者解释清楚，并认真做好病情观察。根据科室特点制定相应护理常规、操作流程，护理文书书写规范，建立医嘱的查对制度和方法。

（4）加强护理管理职能，转变观念，努力营造安全文化氛围：做好护理安全管理工作，首先必须在全体人员中树立护理安全的观念，加强职业道德教育，时刻把患者安危放在心上。树立安全第一的观念，应让每位护理人员都明白，在护理的各个环节上都可能存在不安全的隐患，如果掉以轻心势必危机四伏，对患者的生命带来不可弥补的伤害。护理管理者应着眼于系统分析，对当事人避免单纯的批评责备和处罚，营造安全文化氛围，倡导主动报告护理过失和缺陷，善于以护理差错事故的实例及时教育护士，使其加强工作责任心，吸取教训，防止类似事件发生，从而全面提高护理安全质量。护理管理者还应该经常检查和督促护士严格执行操作规程，并要加强护士业务素质培训，不断充实和更新知识，提高对患者的护理安全质量。

（5）安全管理纳入病房的目标管理：护士长采取科学管理病房的方法，进行恰当的人力资源管理，根据护士的能力、资历及护理工作强度等合理调配护理人员，注意新、老护士搭配，并提供良好的工作环境，在排班上尽量做到满足护士的要求，以调动她们的工作积极性，既要保证护理人员充足，又要避免护士长期处于紧张、疲劳状态而发生差错事故。当使用新的医疗仪器或开展新治疗、新检查时，组织全体护士认真学习以掌握新知识、新技能。各种仪器上均将操作程序写清楚，以便按程序规范操作。为防止各种遗忘性差错，科室建立交接班前的自查制度，以便及时发现问题并纠正。

参考文献

[1] 胡国庆 . 儿科护理 [M] . 重庆：重庆大学出版社，2016.
[2] 唐前 . 内科护理 [M] . 重庆：重庆大学出版社，2016.
[3] 桑未心，杨娟 . 妇产科护理 [M] . 武汉：华中科技大学出版社，2016.
[4] 于红 . 临床护理 [M] . 武汉：华中科技大学出版社，2016.
[5] 杨霞，孙丽 . 呼吸系统疾病护理与管理 [M] . 武汉：华中科技大学出版社，2016.
[6] 沈开忠 . 消化系统疾病病人护理 [M] . 杭州：浙江大学出版社，2016.
[7] 杨惠花，眭文洁，单耀娟 . 临床护理技术操作流程与规范 [M] . 北京：清华大学出版社，2016.
[8] 丁蔚，王玉珍，胡秀英 . 消化系统疾病护理实践手册实用专科护理培训用书 [M] . 北京：清华大学出版社，2016.
[9] 符海英，陈军，韩宙欣 . 内科护理 [M] . 西安：第四军医大学出版社，2016.
[10] 唐英姿，左右清 . 外科护理 [M] . 上海：第二军医大学出版社，2016.
[11] 王苏平 . 儿科护理 [M] . 北京：人民卫生出版社，2016.
[12] 符致明，党鸿毅 . 外科护理 [M] . 西安：第四军医大学出版社，2016.
[13] 丁淑贞，姜秋红 . 呼吸内科临床护理 [M] . 北京：中国协和医科大学出版社，2016.
[14] 姚美英，姜红丽 . 常见病护理指要 [M] . 北京：人民军医出版社，2015.
[15] 贾爱芹，郭淑明 . 常见疾病护理流程 [M] . 北京：人民军医出版社，2015.
[16] 张晓念，肖云武 . 内科护理 [M] . 上海：第二军医大学出版社，2015.
[17] 徐筱萍，赵慧华 . 基础护理 [M] . 上海：复旦大学出版社，2015.
[18] 周更苏，白建英 . 护理管理 [M] . 北京：人民卫生出版社，2016.
[19] 丁淑贞，丁全峰 . 消化内科临床护理 [M] . 北京：中国协和医科大学出版社，2016.
[20] 高玉芳，魏丽丽，修红 . 临床实用护理技术及常见并发症处理 [M] . 北京：科学出版社，2017.
[21] 王美芝，孙永叶 . 内科护理 [M] . 济南：山东人民出版社，2016.
[22] 张洪君 . 临床护理与管理信息化实践指南 [M] . 北京：北京大学医学出版社，2016.
[23] 苏兰若，宋冰 . 护理管理学 [M] . 上海：上海科学技术出版社，2016.
[24] 金立军 . 健康评估 [M] . 北京：北京大学医学出版社，2017.
[25] 郅淑清，毕红颖 . 内科护理 [M] . 北京：人民卫生出版社，2013.